N. PARISSIS ET J. TETZIS

# L'ILE D'HYDRA (GRÈCE)

## AU POINT DE VUE MÉDICAL

— PARIS, 1882 —

# DE L'ILE D'HYDRA (GRÈCE)

## AU POINT DE VUE MÉDICAL

### ET PARTICULIÈREMENT

## DU TZANAKI, MALADIE SPÉCIALE DE L'ENFANCE

### ET

## DES MALADIES DES PLONGEURS

PAR

**Le D**r **NICOLAOS P. PARISSIS** (d'Hydra)

Ancien interne de l'Hôpital civil d'Athènes, etc.

ET

**Le D**r **JEAN A. TETZIS**

Médecin à Hydra, Chevalier de l'ordre du Sauveur, etc.

« Ὁ μὲν βίος βραχύς, ἡ δὲ τέχνη μακρά,
ἡ δὲ πεῖρα χαλεπή. »

(Ἱπποκράτης).

« La vie est courte, l'art est long, et
l'expérience difficile. »

(HIPPOCRATE).

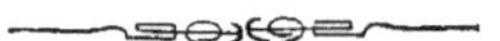

PARIS

IMPRIMERIE MOQUET

11, RUE DES FOSSÉS-SAINT-JACQUES, 11

1881

l'île d'Hydra. Ce qui caractérise tous ces animaux, c'est la petitesse de leur corps et le manque de graisse; la viande des animaux servant à la nourriture de l'homme est relativement plus savoureuse et de meilleur goût que celle des animaux d'autres contrées, ainsi que le lait, et tous les autres produits de même provenance.

Hydra ne produit, à proprement parler, rien. Les habitants se procurent toutes les choses nécessaires à la vie des autres parties de la Grèce, et surtout de la plage du Péloponnèse, qui est en face, et où, dans un endroit nommé *Métochi*, les Hydriotes ont quelques propriétés.

L'île dont nous parlons a quatre petits *ports*, qui tous sont situés vers le nord, les suivants : celui de la ville, qui est relativement le plus grand des autres, et cependant il ne peut abriter qu'à peine trente navires, et n'est pas bien sûr, lorsque le vent du nord souffle fortement; celui de *Mandraki*, où l'on fait la quarantaine; celui de *Kamini*, qui est très petit, rien qu'une baie; et celui qui est devant le *Molos*, également petit.

L'île d'Hydra n'a qu'une *ville*, qui est située près de la mer et porte le même nom. Elle n'a pas beaucoup de maisons de campagne, si ce n'est quelques grands monastères propres au séjour des malades et des convalescents. Elle n'a pas de villages, sauf les cabanes des bergers, qui sont dispersées loin de la ville çà et là et en petit nombre. Ce qu'elle a de plus remarquable, c'est l'*Episcopé*; cette Episcopé est une vallée, mais une belle campagne, où il y a quelques maisons, des vignobles, des champs et quelques petits pâturages, et qui semble avoir été l'ancienne petite ville grecque, car c'est là surtout que l'on trouve des antiquités.

En général, nous pouvons dire qu'Hydra est une île où l'on peut vivre très agréablement, car elle aussi, elle a ses

beautés naturelles et ses avantages. On y peut faire, surtout
en été, la pêche, la chasse aux oiseaux, et quelquefois aux
lièvres ; on y trouve les bains de la mer fortifiants ; on y respire l'air frais, que n'infectent ni les émanations marécageuses, ni les cheminées des établissements industriels, ni aucune autre chose ; et on y prend plaisir à contempler le ciel
bleu et la mer, et à entendre le mugissement des vagues écu-
mantes, loin de la tourbe des grandes villes.

**5. La ville, etc.** — La ville d'Hydra est agréable à voir
de la mer. Elle est située vers le nord de l'île, vis-à-vis de la
plage marécageuse du Péloponnèse ; une très petite partie de
la ville est située sur un plan qui s'étend vers le port principal de la ville et vers celui de *Kamini* ; sa plus grande partie
est située sur des collines raboteuses, et vue de la mer, elle
ressemble à un amphithéâtre. La ville donc commence à la
plage, et s'étendant à droite et à gauche, elle monte en forme
d'escalier jusqu'aux pieds de la montagne du *Prophète Élie*.
Une crête rocailleuse, s'élevant du côté nord-est, préserve en
partie la ville du vent du nord. Quelques autres crêtes de
monts, l'entourant, retardent pendant l'hiver le lever du soleil et en hâtent le coucher, et y entretiennent la chaleur
pendant l'été.

La ville tout entière ne se voit pas du côté de la mer, car
il s'élève entre le port principal et celui de *Kamini* une autre
colline escarpée qui en cache une partie considérable.

Les rues de la ville sont étroites et accidentées, tortueuses
et irrégulières, la plupart pavées, toutes très montantes avec
beaucoup de degrés, en sorte que l'homme même le plus
vigoureux et le plus robuste qui y monte, est essoufflé et
inondé d'une sueur abondante, notamment l'été. Les rues
sont en général propres. La ville n'a pas de places publiques ;

# PRÉFACE

Nous nous proposons, dans ce petit livre, de faire connaître sommairement *l'île d'Hydra au point de vue médical*, c'est-à-dire, d'examiner principalement une maladie spéciale de l'enfance, endémique, laquelle est appelée par les indigènes *Tzanaki* (terrine), et puis *les maladies de ses plongeurs*, en les faisant précéder de quelques notions générales sur cette île, ses habitants et ses maladies. De cette façon nous croyons rendre plus facile et plus méthodique l'examen du sujet qui va nous occuper.

L'idée qu'une même maladie se présente sous des aspects différents dans les diverses contrées, est certainement déjà répandue : nous savons aussi qu'il y a des maladies endémiques qui se rencontrent rarement, ou même pas du tout, dans d'autres pays. C'est donc avec raison que dans ces derniers temps beaucoup d'ouvrages importants ont été publiés sur la *Pathologie historique et géographique*, sur la *Climatologie médicale*, etc.; et que notamment depuis 1878 un ouvrage périodique spécial a commencé à être publié à Leipzig par les frères Rohlfs, sous le titre de : *Archives Allemandes de l'histoire de la Médecine et de la Géographie médicale* (Deutsches Archiv für Geschichte der Medicin und medicinische Geographie).

On ne doit certes pas entendre par là que chaque pays a une Pathologie *particulière* ou une Physiologie *spéciale* ; mais c'est déjà un fait incontestable, tiré de l'observation, que chaque contrée présente des *nuances* dans presque toutes les maladies quant à leur aspect, leur fréquence par sexe et par âge, leur marche, leur traitement, etc., ce qui est certainement dû à l'influence du climat différent, du sol, et en deux mots aux différentes causes internes et externes des maladies, les *altérations anatomiques* étant les mêmes. On peut dire la même chose des *fièvres paludéennes*, sous leurs différentes formes, lesquelles sont très communes et très variées en Grèce, etc., etc. (Voir Dʳ Ch. P. Koryllos, *De la fièvre bilieuse hématurique* etc., *à Patras*. Athènes, 1879, en grec).

Notre but donc n'est autre que de mettre, nous aussi, sous les yeux de l'Europe savante, quelques observations concernant la Pathologie en Grèce, dont les Européens ont malheureusement peu de connaissance, car on a peu écrit sur cette matière dans des langues européennes; nous avons souvent entendu ici des professeurs respectables regretter cela, et avec raison. — MM. Bouchut, Lombard, Hirsch, etc., parlent de l'importance de la *Géographie médicale*.

J'ai eu souvent occasion depuis 1877 d'entendre aussi mon vénérable maître M. Ch. Prétentéris Typaldos à l'Hôpital civil d'Athènes engager ses élèves à fixer leur attention surtout sur les maladies endémiques et épidémiques du pays. Nous travaillions depuis longtemps à cela, et c'est aujourd'hui que nous avons eu l'occasion de publier notre petit ouvrage, en collaboration avec M. le docteur Tetzis. Nous n'en disons rien ; nous comptons seulement sur la bienveillance des savants pour la liberté que nous prenons de leur offrir quelques observations sur cette matière. Les Grecs qui ont écrit en français sur différentes questions médicales (nos très chers maîtres MM. A. Anagnostakis, Ch. P. Typaldos, A. Zinnis, etc.), nous ont donné le courage d'écrire dans la langue commune à tous les hommes de science; car, malheureusement, la langue d'Hippocrate et d'Aristote est bornée aujourd'hui dans les cabinets d'étude des philologues !

Je conviens que dans ce petit livre la description de la première partie est en quelque sorte détaillée; mais à l'imitation du « Père de la médecine » (*Hippocrate*, éd. Kühn, Lipsiæ 1825, t. I, p. 523, et t. III, p. 719, etc.), nous y avons été un peu prolixe, car le dicton *purus mathematicus...*, n'est pas de notre goût. J'ai été aidé dans la rédaction de cette première partie par les plus importants des renseignements, que j'ai reçus de M. Tetzis, et par le livre remarquable de M. le docteur G. Vafas (*Athènes au point de vue médical*, 1878, en grec) quant à ce qui regarde l'ordre de la matière.

Je dois, en outre, exprimer publiquement ma reconnaissance infinie à mon cher oncle, médecin a Hydra, M. le docteur Jean A. Tetzis, pour les renseignements précieux qu'il m'a donnés avec le plus grand empressement dans la description de notre propre patrie au point de vue médical, sur laquelle on n'a rien écrit jusqu'à présent. — Je tâcherai donc d'exposer aussi, autant qu'il est possible, tout ce qui regarde la maladie de la première enfance, le *Tzanaki*, par tout ce que j'ai lu (1), par tous les renseignements que j'ai reçus de M. Tetzis et de mes honorables confrères et concitoyens, et par tout ce que j'ai observé moi-même à Hydra, etc. — La dissertation de M. Tetzis *sur les maladies des plongeurs* est certainement. pour le but que nous nous proposons, très intéressante, parce qu'elle n'a pas encore été, du moins en Grèce, examinée jusqu'à présent en détail (2).

(1) Dans la feuille périodique médicale d'Athènes, *le Galien* (1879 et 1881), MM. Karamitzas, Jeannacopoulos et Tetzis ont publié des descriptions *du Ponos* (douleur) *de Spétzia* et *du Tzanaki* (cuvette) *d'Hydra*.

(2) MM. Kotzonopoulos et Lambadarios ont aussi écrit quelque chose là-dessus à Nauplie et à Symi (Grèce).

Enfin j'espère que — d'après le savant Français Nicole — les nobles et sages conseils des juges bienveillants rendront plus parfait le présent travail.


Paris, le 3 août 1881.


D' N. PARISSIS.

# L'ILE D'HYDRA (Grèce)

AU POINT DE VUE MÉDICAL

---

## PREMIÈRE PARTIE

### CHAPITRE PREMIER

**Quelques notions géographiques et historiques.**

L'île d'Hydra (1) est située sous la latitude boréale de 37°, 25" et sous la longitude orientale de 23°, 30", et est séparée de la plage d'Hermione, qui est vers le sud-est dans le Péloponnèse, par un détroit d'une largeur de 5 milles marins dans sa partie la plus rétrécie ; elle a une longueur d'environ 9 milles, une largeur de 2 milles 3/4 et une circonférence d'environ 24 milles.

On distingue dans l'histoire d'Hydra *deux époques* : la plus ancienne ou *la grecque*, qui comprend l'espace de temps le plus ancien avant Homère jusqu'au quinzième ou seizième siècle après Jésus-Christ, pendant lequel l'île était habitée par des Grecs (Dolopes) ; et la moderne ou *Albanaise*, qui comprend l'émigration des Albanais (Tosques) depuis le quin-

---

(1) Voir *Carte de la Grèce*, etc., 1/200,000. Paris, 1853.

zième ou seizième siècle après Jésus-Christ jusqu'à nos jours.

Les connaissances des anciens auteurs sur l'île d'Hydra sont très peu nombreuses. Homère n'en parle point ; mais située devant l'entrée et vers l'est du golfe Argolique et à la droite de celui qui y entre, elle doit certainement être une des îles dont parle Thucydide (1, 9), et auxquelles commandait Agamemnon (Homère, *Iliade*, B, 108, 569 ; I, 150, 263, 292, etc. — D<sup>r</sup> P. Koupitoris d'Hydra, proviseur de lycée, etc., *Hydra*, dans le *Journal des amis des sciences*, n° 20, Athènes, 1881, en grec).

Dans les temps historiques, l'île d'Hydra se trouve assujettie aux Hermioniens du Péloponnèse, et est une de leurs possessions ; les Hermioniens la vendirent aux bannis Samiens, et de ces derniers elle passa à la domination des Trœzéniens (Hérodote, *Thalie*, 3, 59).

Dans les temps postérieurs, Pausanias n'en parle que pour la citer (2, 34, 4), ainsi que Pline (4, 12, 19), etc.

On peut ajouter à ces notions les antiquités trouvées dans l'île à différentes époques, telles que des inscriptions sur marbre, des tombeaux renfermant des ossements (que les habitants croient être ceux *des géants*), des ruines de temples et d'autels, des vases en terre cuite, des pièces de monnaie en argent, etc.

L'époque moderne de l'île commence à peine au quinzième siècle après Jésus-Christ. Cette île était presque inhabitée jusqu'à l'année 1300. Depuis, l'histoire rapporte qu'au temps (1470) où les Albanais étaient en guerre avec les Turcs, que la Grèce fut soumise aux Vénitiens et aux Turcs, et que le héros de l'Épire Georges Kastriotis ou Skenterbey mourut, tous ceux des Grecs qui ne pouvaient pas supporter la domination de ces tyrans, se réfugièrent les uns sur les montagnes, les autres dans les îles désertes, et quelques-uns dans l'île d'Hydra. Les premiers Albanais venus dans cette dernière île en 1580 sont les ancêtres de l'illustre famille des Kountouriotis ; mais ensuite, en 1596, 1628, 1640, 1678, d'autres vinrent aussi s'y établir du Péloponnèse et de l'Attique, ainsi que des îles Cythnos, Ténos, de l'Eubée, de la Thessalie, de quelques parties de l'Asie Mineure, etc., de sorte qu'en 1678 l'île d'Hydra comptait environ quatre cents familles, qui toutes étaient pauvres. Mais de nouveaux émigrés y affluèrent après l'asservissement complet du Péloponnèse par les Turcs sous le sultan Achmet III. En 1750 vinrent aussi s'établir à Hydra plusieurs autres familles d'Hermione dans le Péloponnèse, de Kranidion, de l'île de Poros ; aussi l'île d'Hydra comptait-elle alors environ six cents familles ; mais à partir de 1762 à 1765, leur nombre s'éleva à sept cents avec un nombre égal de maisons ; et ensuite un assez grand nombre des habitants des îles de Psara, et de Spétzia qui est située près d'Hydra, y émigra, de façon qu'un dénombrement ayant été fait à l'année 1794, on y trouva 2,235 maisons, et plus de 11,000 habitants. Au commencement de la grande révolution grecque (25 mars 1821) la population de l'île d'Hydra montait à 28,000 habitants, dont 12,000 étaient des étrangers y domiciliés.

Les habitants de l'île d'Hydra à cette époque étaient avant tout des bergers ; mais il y en avait aussi qui cultivaient quelques parties de l'île susceptibles de culture, et c'est ainsi qu'ils se procuraient les moyens d'existence. Plus tard ils commencèrent à descendre près de la mer, et à s'occuper de la pêche avec leurs petites barques. En 1657 fut construit le premier petit bateau ; et dans les années suivantes, les Hydriotes, ayant encore construit d'autres petits bateaux, s'adonnèrent à la navigation pour faire le commerce dans les Cyclades ; mais avec le temps ils construisirent un grand

nombre d'autres bateaux plus grands, de sorte que c'est à
partir de 1784, à proprement parler, que l'île d'Hydra commença à se faire une marine, et les Hydriotes furent dès lors
en état de naviguer dans toute la Méditerranée ; alors ils se
hâtèrent de quitter la charrue et la houlette, et à l'année 1800
l'île d'Hydra était déjà florissante par sa marine. Les pirates
n'osaient plus attaquer cette île.

La Révolution française, les guerres entre la Russie et la
Turquie, les guerres d'Espagne et d'Angleterre ont été utiles
à l'île d'Hydra ; car ses habitants ne cessaient pas de s'exercer
à la marine, et ainsi ils ramassaient de grandes richesses par
le commerce qu'ils faisaient par mer. La richesse y apporta
aussi le luxe et plus tard la mollesse ; quelque temps après
les cabanes se changèrent en palais, et la ville fut bâtie très
belle près du port, presque au milieu du rivage septentrional
de l'île. La forme de son gouvernement approcha peu à peu
de celle de l'aristocratie. Enfin, l'île d'Hydra était devenue
telle que c'est avec raison que le grand historien Anglais
Gibbon l'appelle *petite Angleterre*.

La langue qu'on y parlait au commencement, était principalement celle des Albanais, qui plus tard commença à être
remplacée par la langue grecque moderne. — Enfin, pendant
la révolution de la Grèce et peu de temps après, l'île d'Hydra,
cette île, qui est devenue très illustre dans l'histoire moderne
de la Grèce, comptait environ 50,000 habitants.

Pour plus de détails sur l'histoire de cette île, nous renvoyons le lecteur à la courte bibliographie, qui suit :

*Dictionnaire de la conversation et de la lecture*, par M. W.
Duckett, éd. II, Paris, 1852. — *Spectateur d'Orient*, Paris, 1854. — *La langue schkipe ou albanaise*, par Aug. Dozon,
Paris, 1878. — *Analyse de la langue albanaise*, par Louis
Benloew, Paris, 1879. — Hahn, *Albanesische Studien*,

Jéna, 1875. — Et en grec : *Études sur les Albanais*, etc., par mon respectable oncle M. Panagiotis, M. D. Koupitoris, gymnasiarque, etc., Athènes 1879. — *Histoire de l'île d'Hydra*, par Georges D. Kriézis, Patras. 1860. *Idem*, par A. Miaoulis, Athènes, 1864 et 1874, etc., etc.

Il n'est pas sans importance de voir aussi la correspondance manuscrite pendant la guerre pour l'indépendance de la Grèce, laquelle correspondance se trouve dans les Archives de la mairie de l'île d'Hydra, et qui est une source abondante et précieuse pour l'histoire moderne de la Grèce.

## CHAPITRE II

### **Quelle est en général l'île d'Hydra aujourd'hui.**

**1. Le sol**. — Hydra est une île montagneuse et pierreuse. La plus haute de ses montagnes s'appelle *Éros*, et est à une distance d'environ 3 kilomètres du port de la ville. Près d'elle s'élève une montagne plus petite, appelée *le prophète Élie*. Ces montagnes sont situées derrière la ville et vers le sud. Du sommet de l'*Éros* on voit, quand le ciel est pur, Athènes, etc., et avec une longue-vue les Cyclades et l'île de Crète.

Les roches d'Hydra sont escarpées; les pierres en sont très dures, âpres et brunes à cause du fer (FeO) qu'elles contiennent; elles se composent de carbonate, de sulfate de chaux, d'acide silicique, etc. Les habitants s'en servent pour faire de la chaux.

La terre est aride et sèche, d'un rouge brun ; on y rencontre rarement par-ci par-là des terrains cultivables. Cette île n'a pas de mines.

Le terrain de l'île d'Hydra n'est point *volcanique*, comme celui de l'île de Poros et de la petite presqu'île de Méthane, qui est à l'est du Péloponnèse, et où il y a des bains sulfureux (*à Bromolimni*).

De légers tremblements de terre ont lieu quelquefois dans l'île, mais on n'a gardé le souvenir par la tradition que d'un fort tremblement de terre, qui eut lieu en 1769.

**2. Les eaux.** — Hydra n'a ni lacs ni rivières ; elle est tout à fait dépourvue d'eau, si ce n'est quelques puits qu'on y trouve par-ci par-là et dont l'eau est salée. À partir de l'année 1795 on commença à construire des citernes dans les maisons, où les habitants déposent les eaux de pluie. En temps de sécheresse l'eau y était transportée, dès les temps les plus reculés, de la plage qui est vis-à-vis dans le Péloponnèse. Dans l'année 1802 furent creusés deux grands et vastes puits appelés *kalà-pigadia* (bons puits), ayant une profondeur d'environ dix-sept mètres ; ces puits sont en plein air et sans aucune toiture; ils se tarissent quelquefois dans les étés chauds ; tout autour de ces puits il y a un quartier vaste dont les habitants se procurent l'eau de ces puits. L'eau en est limpide, fraîche, sans odeur, d'une saveur faible mais agréable, et qui n'est ni fade ni salée ni douceâtre, elle dissout le savon sans former des grumeaux et cuit la viande et les légumes en les ramollissant; elle possède par conséquent toutes les qualités d'une bonne eau potable, et elle contient toutes les proportions voulues de chlorure de sodium, de sulfate et de carbonate de chaux.

**3. Le climat.** — Le climat de l'île d'Hydra, qui ne s'élève pas beaucoup au dessus de la surface de la mer, est en général salubre, et ses habitants jouissent d'un ciel azuré égalant le 0,8-0,10 du cyanomètre de Saussure, et clair, ainsi que d'un air également pur et sans poussière ou d'autres infections chimiques, plein de vapeurs d'eau de la mer. La température de l'atmosphère est ordinairement constante pendant la même saison ; la *moyenne* est pendant l'hiver de 12° C., et pendant l'été de 28°. Le baromètre ne s'éloigne pas beaucoup de 760 millièmes.

Le vent qui règne dans l'île, est celui du nord, qui souffle surtout sur la ville tournée avec son port vers le nord ; et les autres vents n'en sont pas exclus ; mais le vent du midi ne souffle pas sur la ville, qui en est préservée par les montagnes. Météorologiquement parlant, on ne voit rien en général d'irrégulier à Hydra : les saisons se succèdent régulièrement ; l'hiver est tempéré, très humide dans la ville ; le thermomètre descend rarement à 6° Réaumur ; l'été est assez chaud, mais dans les maisons la température s'élève très rarement à 28° Réaumur ; le printemps est ordinairement plutôt chaud que froid, et sans pluie ; l'automne est frais et toujours accompagné de pluies. La foudre tombe habituellement sur les montagnes, qui par leur position sont de vrais paratonnerres, qui mettent la ville à l'abri de la foudre. Il n'y pleut pas souvent ni longtemps ; cependant quelquefois des averses causent des dégats, surtout au dedans de la ville. Il y neige très rarement et seulement pendant quelques heures ( voir docteur J. F. Julius Schmidt, *Beitraege zur physikalischen geographie von Griechenland*, etc., *Athen*, 1861-64).

**4. Les plantes, les animaux, etc.** — L'île d'Hydra était couverte, d'après la tradition, de différents arbres, que les habitants ont détruits pour en faire du bois et pour en construire des navires. Aujourd'hui les montagnes de l'île sont nues, n'étant couvertes que de petits arbres, de fleurs sauvages, de ronces et d'épines, etc., de thym, surtout de sauge (*salvia officinalis-pomifera*), qui s'y trouve en grande quantité ; dans quelques autres parties, on trouve le safran (*crocus sativus*), l'hysope (*hyssopus officinalis*), la jusquiame (*hyoscyamus niger*), le salep (*orchis*), la mauve (*malva vulgaris*), la scille (*scilla maritima*), la *fumaria officinalis*, la camomille, etc. ; on rencontre par-ci par-là le lentisque, quelques pins (*pinus halepensis-pinea*) et quelques sapins ; l'olivier (*olea europea-sativa*) y est rare ; dans quelques maisons de la campagne et ailleurs se trouvent beaucoup de figuiers (*ficus carica-silvestris*), ainsi que des figuiers de Barbarie ou de l'Inde (*cactus opuntia*), des amandiers (*amygdalus communis-amara*), des caroubiers (*ceratonia siliqua*), des poiriers sauvages (*pirus amyydaliformis*), des cyprès, etc. ; la vigne aussi est rare et cultivée seulement dans quelques petits endroits ; le blé et l'orge sont en très petite quantité. Il n'y a pas à Hydra de plantes vénéneuses importantes. Les pêcheurs employent le *verbascum sinuatum*, qui est une espèce de *bouillon-blanc*, pour engourdir les poissons ; d'où il suit que cette plante doit contenir un élément vénéneux (voir en grec : Th. Afentoulis, *Pharmacologie*, en 3 t. Athènes, 1875-76. — Th. Orphanidès, *Geoponica*, etc., ainsi que Th. v. Heldreich, *Die Pflanzen der Attischen Ebene*, etc., Leipsig, 1877).

A propos de la pêche nous dirons ici que les pêcheurs se servent aussi de la dynamite pour tuer les poissons, ce qui donne lieu à plusieurs accidents fâcheux.

L'île d'Hydra, n'étant point une contrée marécageuse, ne possède pas les plantes qui peuvent pousser dans ces lieux.

On n'y trouve pas d'animaux sauvages ; mais il y a assez de petits reptiles, d'insectes et d'autres animaux de classe inférieure. En fait d'oiseaux, il y a assez de perdrix et de cailles. Les bêtes qui servent au labourage de la terre, y sont en petit nombre ; les troupeaux ne sont pas non plus nombreux, même en y comprenant ceux des îlots déserts environnant

les rues n'en sont pas plantées d'arbres; il n'y a pas de promenades publiques; elle n'a pas non plus d'égouts.

La plupart des maisons sont ordinairement grandes, somptueuses; beaucoup de ces maisons sont de petits palais; elles sont toutes blanchies à la chaux, et quand le soleil y donne, elles éblouissent les yeux des spectateurs; une propreté parfaite règne dans leur intérieur, parce qu'elles sont souvent lavées et blanchies à la chaux; mais de là vient aussi l'humidité qu'on voit dans les appartements, et en particulier dans ceux des quartiers qui sont situés autour des pieds des montagnes. Leurs planchers sont d'ordinaire pavés de marbre ou d'autres matières, ainsi que les cours, etc. Beaucoup de maisons ont aussi de petits jardins. La distribution de leur intérieur n'est pas toujours faite suivant les règles de l'architecture; elles sont à l'ordinaire bâties de pierres avec enduit de chaux; les toits sont couverts pour la plupart de noues, et il y en a qui sont en terrasses. Les maisons d'Hydra ne ressemblent pas à celles des villes froides des pays du nord, dans lesquelles on obstrue même les moindres trous: elles ont quelque chose de sauvage à l'intérieur et montrent qu'autrefois elles étaient en effet habitées par des Hercules! Le bois tient une grande place partout dans leur construction; elles sont pour la plupart à trois étages avec de très grandes salles pavées, tantôt d'une manière et tantôt d'une autre; les sous-sols y sont très rares. Chaque maison est ordinairement séparée des autres et contient tout ce qui est nécessaire, et surtout la citerne avec de l'eau pluviale.

Le marché est situé près du port, où sont aussi les boucheries et les abattoirs; autour du marché se trouvent les cafés, les boutiques des marchands et les ateliers de l'industrie indigène, ainsi que quelques dépôts appartenant à la commune.

Près du port se trouve aussi le *Monastère de la Vierge* (*Pa-*

*nagia*), église historique, d'architecture et de rhythme byzan
tins, très riche en objets d'argent et d'or. D ans cette église est
suspendu le lustre en or qui était suspendu jadis au palais des
Tuileries à Paris sous Louis XVI ; ce lustre avait été acheté
par le capitaine Hydriote Charcossis pendant la révolution
française.

La ville a relativement beaucoup d'églises dont les enclos
servent de cimetières !

Elle est assez grande, contenant environ 5,000 maisons
dont la plupart sont aujourd'hui inhabitées. La plupart des
maisons sont parfaitement éclairées et aérées par plusieurs
fenêtres.

La ville n'est pas humide ; les eaux de la pluie s'écoulent
dans la mer, nettoyant ainsi les rues, dans lesquelles sont ordinairement rejetées les ordures des maisons, etc.

Hydra manque de maisons de bienfaisance, telles que les
hôpitaux, etc. — Il n'y a aujourd'hui qu'un établissement
industriel, installé, il y a environ dix ans, près du marché,
à savoir un moulin à vapeur pour les farines.

Beaucoup d'Hydriotes sont dispersés dans plusieurs parties
de la Grèce, surtout au Pirée (environ 3,000), dans l'île de
Syra (environ 1,000), dans l'île de Poros et ailleurs.

Les *habitants* d'Hydra (à peine 9,000 âmes maintenant dans
l'île) sont en général hospitaliers, affables, mais fiers, d'un
bon caractère. Le défaut principal des Hydriotes est la jalou-
sie. Ils sont en outre opiniâtres, entêtés, et ont une volonté
de fer ; c'est pourquoi les duels n'ont pas manqué à Hydra
dans le passé. Mais en général les mœurs des Hydriotes ne
sont pas corrompues, comme celles des grandes villes de
l'Europe. Les Hydriotes ne sont pas débauchés ; c'est pour
cela que, quoique dès le commencement ils voyageassent en
Europe, néanmoins les maladies vénériennes ne sont pas bien

répandues à Hydra. Ils ont toujours été pieux, surtout les femmes, et l'amour de la patrie avec la religion de leurs pères leur ont fait faire des actions surhumaines.

Les hommes vont habituellement avec leurs navires presque dans tous les pays; ce sont des marins vigoureux; ils ont le corps bien développé, sont braves et en général gais de caractère; ils ont commencé, dans ces derniers temps, à s'occuper aussi de la pêche des éponges dont nous parlerons plus loin. D'autres sont pêcheurs, et il n'y a que très peu de pâtres et de cultivateurs.

Les enfants et les filles ont l'amour des lettres, de la musique et des exercices corporels. On s'occupe à Hydra des autres professions moins que partout ailleurs. Les femmes passent leur vie à s'occuper des affaires de la maison, à instruire dans tout leurs filles qu'elles adorent, ainsi que leurs fils. Les parents ont en général la plus grande tendresse pour leurs enfants. Quand ils sont dans le pays, les hommes passent la plupart du temps leur vie sur la place publique et dans les cabarets ; les marins font surtout abus du vin, mais pas des alcools ; ils fument beaucoup, mais ne mâchent jamais le tabac; quelques vieilles femmes et quelques vieillards seulement prisent.

Les Hydriotes mènent une vie frugale ; on y fait en particulier abus du pain de blé et du poisson que les habitants aiment beaucoup, ainsi que tout ce qui vient de la mer. Quant à la viande, il y a des familles qui peut-être n'en mangent pas même une fois par semaine. Ils abusent aussi des légumes. Les femmes aiment surtout le café, les pâtisseries et les confitures. Les jeûnes qu'impose la religion, y sont exactement observés par les habitants, même les carêmes de cinquante jours, durant lesquels on ne mange pas de viande, etc.

On boit exclusivement à Hydra de l'eau pluviale, qui est très claire, légère, d'un goût particulier pour celui qui n'y est pas habitué, ayant une très petite odeur, pas désagréable, fraîche ; elle est presque distillée, manquant même des sels nécessaires ; elle dissout aisément le savon, mais les légumes et la viande y bouillent malaisément ; cette eau devient à peine trouble par la dissolution du nitrate d'argent, et elle contient peu de sels de sulfate et de carbonate de chaux, de nitrates et de sel ammoniaque. — Les habitants prennent le plus grand soin de leurs citernes, et pour empêcher les immondices d'y tomber, ils sont obligés de les tenir toujours couvertes, et par suite de cela, l'eau n'y est pas bien aérée.

La propreté des Hydriotes est devenue proverbiale; cependant l'usage des bains dans la maison n'est pas dans leurs habitudes. Les habitants aiment fort à se bien traiter et à se bien mettre; ils portent un costume particulier, qui ressemble à celui des zouaves français, surtout les marins. L'usage du corset chez les femmes n'y est pas très répandu.

Les coutumes des habitants de l'île d'Hydra sont presque les mêmes que celles que l'on trouve dans tout le reste de la Grèce. Les mariages furent, dès l'origine, nombreux dans l'île. Ils sont toujours civils et religieux à la fois, car tout mariage qui n'est pas sacré par l'Église, ne compte pour rien et n'est reconnu de personne. Les cousins, de quelque degré qu'ils soient, ne peuvent pas s'unir d'après la religion orthodoxe; on peut se marier jusqu'à trois fois après la mort de l'homme ou de la femme. On a contracté et on contracte encore aujourd'hui souvent des mariages avec les habitants des autres parties de la Grèce. Les anciens Hydriotes avaient l'habitude de marier leurs enfants de bonne heure; le mariage était considéré comme indispensable ou comme une chose *sine qua non* ; le frère ne quittait jamais sa sœur avant qu'elle ne fût mariée ; les jeunes gens s'y mariaient ordinairement à l'âge de dix-huit ou vingt ans, et les jeunes filles à l'âge de treize ou seize ans; quand elles avaient dépassé cet âge, elles n'étaient plus considérées. Aujourd'hui, l'âge pour le mariage est, en terme moyen, pour les hommes, de vingt-huit à trente-cinq ans, et pour les filles de dix-huit à vingt-cinq ans.

Quant au clergé, nous dirons que les prêtres y ont des mœurs pures et se marient suivant la religion orthodoxe ; il y a peu de moines à Hydra, qui tous mènent une vie régulière et irréprochable sous tous les rapports. En général, la Grèce doit beaucoup à son clergé vertueux et instruit. — L'instruction est très aimée et très estimée dans l'île d'Hydra.

Tel est, en général, aujourd'hui l'état de cette île.

Mais que de choses il y aurait à dire sur la diminution de la population et la décadence de l'île d'Hydra comparées à sa grandeur, à sa nombreuse population et à sa richesse fabuleuse d'autrefois! Elle n'avait alors qu'un but, *la délivrance de la Grèce*, à laquelle elle a si noblement et si généreusement contribué. Et maintenant l'illustre patrie de tant de héros (Miaoulis, Criésis, Tsamados, etc.), et de tant d'hommes généreux (Countouriotis, Boulgaris, Ghikas, etc.), est devenue le mausolée d'une grande gloire !

## CHAPITRE III

### Habitants et maladies en général.

La tradition dit que, dès l'origine, les habitants de l'île d'Hydra jouissaient d'une bonne santé, qu'ils étaient tempérants et sobres, qu'ils vivaient souvent plus d'un siècle. Les hommes âgés disent que les nombreuses maladies n'ont commencé qu'à partir de 1820-30 et dans les années suivantes lorsque l'île avait la plus nombreuse population ; ils les attribuent aux plaisirs auxquels ils s'adonnèrent après la délivrance de la Grèce ; ils disent que c'est de cette époque que la *phthisie* y est devenue très fréquente, surtout parmi les femmes. On dit aussi à propos des femmes qu'elles étaient dès le commencement grandes de corps, belles, robustes, très sobres et très honnètes, qu'elles étaient fécondes. On raconte qu'à l'année 1792, au mois de janvier, la *peste* fondit sur l'île, que beaucoup des habitants en furent attaqués, et que la plupart périrent.

Aujourd'hui, on ne peut pas facilement découvrir dans l'île les causes qui produisent les maladies.

Aucune maladie spéciale ne règne dans la ville, si ce n'est le *Tzanaki*.

D'après M. Tetzis, qui exerce la médecine dans l'île d'Hydra depuis trente ans, les maladies aiguës sont relativement peu nombreuses. On y trouve ordinairement des maladies chroniques.

Nous avons dit que les hommes sont en général vifs et robustes, la plupart étant des marins ; les femmes sont, en général, minces et faibles à cause du genre de vie qu'elles mènent (leur existence est bornée dans l'intérieur des maisons), et du peu d'usage qu'elles font des aliments azotés. Les enfants des deux sexes, jusqu'à l'âge de dix à douze ans, sont habituellement, ainsi que les femmes, minces et faibles ; mais au delà de cet âge, les enfants mâles, s'adonnant à la marine, deviennent des jeunes gens forts et robustes.

En général, il y a dans le pays, relativement à d'autres pays, beaucoup de santé ; peu nombreux sont ceux qui sont affectés des maladies ordinaires. On y voit rarement des épidémies ; mais lorsqu'il s'en présente, elles ne prennent pas le caractère de la généralité, de l'intensité et du danger qu'elles présentent d'ordinaire ailleurs. A Hydra, les maladies même sont, proportionnellement à la population, peu nombreuses; car le nombre de ceux qui meurent chaque année dans la ville, monte à peine à 180 (sur 9,000 habitants), et si on y joint ceux qui se noient dans la mer loin de l'île, le total de ceux qui périssent chaque année monte au nombre de 250 à 260. Quant au nombre des naissances, il est environ de 280 à 300 par an, dont la moitié et au delà sont des enfants mâles.

Pendant l'hiver, dit M. Tetzis, y règnent les catarrhes et les rhumatismes; mais on n'y voit pas bien souvent les maladies aiguës des poumons et du cœur. Dans l'été, on y trouve des diarrhées; mais la diarrhée des petits enfants n'a pas dans l'île d'Hydra la gravité qu'elle a ailleurs. Cependant ces diarrhées sont accompagnées parfois de symptômes nerveux. Le printemps est en général sain, et les maladies sont rares dans cette saison. Au commencement de l'automne viennent les maladies du ventre; mais elles cèdent vite la place aux catarrhes.

On ne remarque rien de particulier dans les maladies aiguës. — Les congestions cérébrales y sont fréquentes, ainsi que les apoplexies et leurs suites, surtout chez les marins qui sont d'un tempérament sanguin, gros, buveurs, très irritables et irascibles. L'apoplexie cérébrale met ordinairement un terme à la vie des vieillards.

La plus fréquente des maladies est la *tuberculose chronique*, qui se rencontre sous toutes ses formes et dans tous ses sièges. Dans les temps antérieurs, l'île d'Hydra était regardée comme ayant beaucoup de tuberculeux — *phthisiques*; cela venait de ce que les habitants confondaient beaucoup des maladies chroniques avec la tuberculose. Cette maladie se rencontre plus souvent chez les femmes et les hommes qui ont leur demeure fixe dans la ville (10-12 : 100 malades); elle est plus rare chez ceux qui naviguent. Mais de quoi vient cette maladie dans cette île ? Nous ne saurions rien dire là-dessus. Assurément la misère de la plupart des habitants y est pour beaucoup, ainsi que l'humidité, leur manière de vivre, et peut-être aussi d'autres *causes inconnues* dans l'île. On rapporte, en outre, comme causes le montant des rues, l'eau des citernes, l'enduit fréquent des maisons par la chaux, etc., mais on peut certainement réfuter toutes ces raisons, en considérant les autres parties de la Grèce et les autres contrées.

La prédisposition héréditaire à la tuberculose y est démontrée de la manière la plus claire. La tuberculose aiguë est rare ici ; la vie des tuberculeux ne se prolonge pas beaucoup ordinairement, à cause de la diarrhée qui ne tarde pas à survenir. La vie du marin exerce une bonne influence sur la marche de la tuberculose. Et encore, des enfants par exemple des deux sexes dans la même famille peuvent être faibles et montrer une prédisposition à la tuberculose jusqu'à l'âge de douze ans, lorsque les garçons se livrent ordinairement à la marine; alors on voit d'un côté les filles continuer d'être scrofuleuses, lymphatiques, anémiques, et en général faibles et sujettes aux maladies; plusieurs de ces filles deviennent tuberculeuses ; et de l'autre, on voit les garçons qui reviennent des traversées qu'ils ont faites, être vifs, gros, sanguins, bien développés et rarement tomber malades. Ces garçons, arrivant à l'âge d'homme fait et étant toujours dans les navires, deviennent des hommes très robustes, ayant une large poitrine. Si quelqu'un de ces frères a embrassé une profession qui l'oblige à rester dans l'île, celui-là peut être, comme les femmes, lymphatique et sujet aux maladies.

Chez les enfants, la tuberculose est fréquente et attaque

ordinairement le ventre et les méninges; mais rarement le thorax. Les femmes sont plus sujettes à la tuberculose des poumons que les hommes. Les vieillards présentent rarement des phénomènes de tuberculose.

Les scrofules sont aussi une maladie assez répandue dans la ville, surtout chez les femmes et chez les enfants. Jusqu'à l'âge de dix à douze ans la fréquence des scrofules est la même chez les garçons et chez les filles; mais au delà de cet âge les scrofules deviennent plus rares chez les garçons, qui ont l'habitude de nager et de s'adonner à la marine. Les scrofules se manifestent avant tout par des affections des glandes au cou et aux aisselles, par des ophthalmies, des otorrhées, puis par des affections scrofuleuses de la peau et des os.

Les maladies chroniques du cœur se rencontrent ordinairement dans le pays, surtout les lésions des orifices et du muscle cardiaques, par suite de la profession des habitants qui sont la plupart marins et sujets à des affections rhumatismales, etc.

On y trouve aussi souvent les maladies chroniques du foie, qui se rencontrent tantôt seules et tantôt, ce qui est plus fréquent, compliquées avec les affections cardiaques. L'hépatite chronique et interstitielle se trouve ordinairement chez les buveurs. Les abcès du foie y sont extrèmement rares.

Les maladies de l'appareil urinaire, sous la forme chronique, y sont aussi communes : l'albuminurie aiguë et l'albuminurie chronique, ainsi que les différentes espèces de la gravelle.

Les maladies de l'appareil digestif n'y sont pas très fréquentes.

L'anémie, sous toutes ses formes, y est commune chez les femmes et les enfants.

Les *fièvres paludéennes* n'y sont ni endémiques ni épidémiques.

Des maladies de l'appareil d'innervation on trouve, surtout chez les vieillards, l'hémorrhagie cérébrale et ses suites, et, chez les enfants, la méningite tuberculeuse.

Les affections mentales semblent être un peu plus fréquentes dans cette île qu'ailleurs. On rencontre particulièrement dans quelques familles l'idiotie héréditaire, la mélancolie et la monomanie ; dans les basses classes de la société, on trouve la manie, surtout chez les marins syphilitiques. Le *delirium tremens* des buveurs y est fréquent.

Des maladies chroniques de la peau la plus fréquente est la gale, qu'apportent de l'Afrique les pêcheurs d'éponge ; en outre la psoriasis, qui n'est pas si rare, ainsi que les scrofulides, les syphilides, les dartres, les herpétides et le lupus.

Des maladies des os ne s'y trouvent que les affections rachitiques, sous toutes leurs formes, et la périostite ; mais, en général, les maladies des os sont rares et ont pour point de départ soit la scrofule, soit la syphilis.

Le cancer n'y est pas fréquent ni les autres tumeurs malignes. Rarement on trouve chez les femmes le cancer à la matrice ou à la mamelle ; mais, chez les buveurs, le cancer se rencontre à l'estomac et au foie. M. Tetzis n'a trouvé qu'une fois le cancer à la mamelle gauche d'un homme.

Dans l'espace de trente ans, il a vu six épidémies de rougeole ; il s'y présente, tous les quatre ou six ans, cette épidémie ; il a observé qu'au commencement de cette épidémie, ou bien même quelques jours avant, le nombre des tuberculeux y augmente sensiblement.

Il a vu *deux* épidémies de scarlatine dans l'espace de trente ans.

La variole y est venue du dehors plusieurs fois, mais jamais elle ne s'est propagée dans l'île, d'abord parce que la vaccination s'y fait régulièrement, puis à cause des précautions qu'on y prend contre elle ; elle n'a attaqué qu'une fois treize familles, quand elle y fut apportée du Pirée ; peu de personnes en sont mortes.

On a, à Hydra, presque à chaque printemps, dit M. Tetzis, une épidémie de rubéole et de varicelle.

Les cas de diphthérie sont rares dans l'île.

Quant à la coqueluche, dit-il encore, j'en ai vu trois épidémies dans l'espace de trente ans, dont la première est datée de l'année 1851 ; depuis lors, cette maladie apparaît presque tous les dix ans, et aujourd'hui commence à se montrer le quatrième cas de cette épidémie. Dans les contrées environnantes d'Hydra (Kranidion, Hermione, Poros, etc.), cette maladie se présente fréquemment.

Ce n'est que la première de ces trois épidémies, celle de 1851, qui fut intense et qui se propagea dans l'île, tandis que, dans les deux dernières épidémies, la coqueluche n'était pas très intense, mais elle était souvent accompagnée d'hémorrhagies, d'inflammations des poumons et de tuberculose ; le nombre des enfants attaqués de cette maladie n'était pas grand, ni la mortalité. Il a remarqué souvent des hémorrhagies, surtout dans l'épidémie de l'année 1851, c'est-à-dire de fréquentes épistaxis dans les quintes de la toux, des crachats sanguinolents, des hémorrhagies de la conjonctive, et rarement des hémorrhagies des oreilles ; quelquefois il a vu aussi l'ulcération près du frein de la langue. La période de la toux de la coqueluche dure environ quarante jours ; mais la toux disparaît au bout de trois mois.

Il en a souvent vu des rechutes, c'est-à-dire que l'intensité de la coqueluche diminuait pendant quelques jours et qu'elle revenait de nouveau. Il a vu des personnes âgées, hommes et femmes, attaquées de la coqueluche, surtout quand elles avaient des enfants affectés de cette maladie ;

elle est très rare chez les nouveau-nés. Il y a vu souvent des complications de la bronchite, de la pneumonie lobulaire et de la tuberculose des poumons. Il a, de plus, vu bien des fois de petits enfants attaqués de la coqueluche et, quelquefois, de la diphthérie, qui, ayant été épuisés, surtout par les fréquents vomissements, ont eu, après quelque temps, la maladie endémique des petits enfants d'Hydra, le *Tzanaki*. Le seul remède qu'il a trouvé à la coqueluche, c'était de faire passer les malades dans un autre pays.

M. Tetzis n'a remarqué que deux épidémies de *fièvre typhoïde* : l'une, il y a onze ans, qui dura deux mois, juillet et août, et l'autre, il y a quatre ans, qui ne dura qu'un mois, le mois d'août. Il pensa qu'elle était venue de la plage marécageuse du Péloponnèse en face de la ville d'Hydra ; elle fut circonscrite dans une partie de la ville seulement.

On y rencontre différentes maladies des yeux comme ailleurs.

La blennorragie est une maladie fréquente chez les marins ; mais la syphilis n'est pas répandue dans l'île.

Quant aux accouchements, on remarque qu'ils sont en général heureux ; l'emploi du forceps est rare. Les maladies des femmes en couches n'y sont pas fréquentes. M. Tetzis n'a vu qu'une fois, dans l'hiver de 1856-57, une épidémie de fièvre chez les femmes en couches, qui en a fait mourir beaucoup.

On y rencontre les maladies chirurgicales suivantes : différentes hernies chez les marins ; de même des hydrocèles fréquentes, des blessures par des armes à feu et par la dynamite ; des fractures d'os fréquentes, à cause de l'irrégularité des rues, et des luxations, surtout des membres supérieurs ; des plaies faites avec des poignards, que les matelots ont l'habitude de porter et avec lesquels dans leur ivresse ils se portent des coups entre eux ; des fistules de l'anus s'y rencontrent très souvent, et bien des fois avec la tuberculose, etc.

La rage y est extrêmement rare.

Les maladies de la matrice y sont communes, surtout la métrite chronique, et les tumeurs dans les ovaires (cystes), ainsi que la leucorrhée, et les polypes.

Les menstrues s'y présentent chez les femmes, ordinairement à partir de la treizième à la quinzième année, et très rarement à partir de la onzième année, et elles cessent à l'âge de quarante ans ; très rarement elles durent jusqu'à l'âge de cinquante ans ; quelquefois ,elles s'arrêtent vers l'âge de trente-cinq ans. Dans les basses classes de la société, les menstrues viennent plus tôt et cessent plus tard.

Les avortons et les monstres sont rares à Hydra ; on y rencontre rarement des irrégularités dans la formation des pieds et des mains, etc.

Les hémorrhagies appelées supplémentaires des règles montrent toujours le point de départ de la tuberculose chez les femmes. Et les hémorrhagies des poumons chez les plongeurs, qui ne sont pas fréquentes, ne provoquent jamais «une pneumonie caséeuse,» mais elles-mêmes montrent que le plongeur *était déjà tuberculeux.*

M. Tetzis a fait quelques observations sur ce sujet, qui viennent à l'appui de ce qu'on vient de dire. Nous nous occuperons de cela une autre fois.

Comme on a dernièrement parlé de l'*hématurie* provenant du sulfate de quinine, nous notons ici les paroles de M. Tetzis qui nous a écrit là-dessus : Je n'ai jamais vu le sulfate de quinine qu'on emploie dans les fièvres intermittentes du pays (qui sont rares à Hydra), donner lieu à l'hématurie dans l'île d'Hydra. Au contraire, j'ai parfois remarqué cela dans les habitants de la plage marécageuse du Péloponnèse, qui est en face. Il semble que, pour provoquer cette hématurie, il faut qu'il préexiste dans le malade la cachexie paludéenne. A cette plage marécageuse du Péloponnèse, on rencontre, d'un autre côté, rarement la fièvre bilieuse hématurique. J'ai vu une personne qui avait eu cette fièvre, et qui, ayant été transportée à Hydra, y mourut. »

M. Karamitzas a aussi écrit dans sa traduction de la *Pathologie de Niémeyer* une excellente monographie sur l'hématurie venant de la quinine ou *hémosphérinurie*, laquelle a été publiée aussi en italien (voir en outre la *Pharmacologie* du professeur Th. Aphentoulis, tome 1, en grec).

Voilà ce que nous avions à dire, en peu de mots, sur l'île d'Hydra, concernant l'Hygiène et la Pathologie générale. Maintenant nous examinerons la maladie endémique, le *Tzanaka*, et après, les maladies des plongeurs.

# DEUXIÈME PARTIE

## La maladie endémique des enfants à Hydra appelée TZANAKI (1).

### CHAPITRE PREMIER

### Définition. Historique. Synonymie.

Sous ce nom, nous comprenons une maladie endémique dans l'île d'Hydra (et dans celle de Spétzia), de la première enfance exclusivement, maladie dissimulée, grave et prenant différentes formes, consistant en une altération idiopathique de la qualité et de la quantité du sang, et dans sa marche, plus ou moins chronique, produisant le dépérissement et la corruption de l'organisme, l'hémodialyse, avec ses différents phénomènes, symptômes et suites.

La tuberculisation des ganglions mésentériques (carreau) est la seule maladie qui ressemble au Tzanaki.

(1) Le mot *Tzanaki*, dans la langue grecque moderne, signifie *terrine, cuvette*; elle s'appelle, en langue albanaise, *machetrek*.

Cette maladie a été appelée de la sorte par les indigènes, parce que, ordinairement, il y a aussi dans cette maladie une tuméfaction de la rate qui ressemble à la cuvette.

Cette maladie apparaît de même depuis quelques années dans l'île de Spétzia, et elle y est appelée *ponos* (douleur, mal).

3.

Mon cher maître, M. Georges Karamitzas, qui le premier a écrit sur cette maladie une monographie sous le titre de *Ponos de Spétzia* (1), dit qu'il a eu connaissance de cette maladie en lisant les actes de la séance du 15 octobre 1835, de la *Société médicale* d'Athènes. C'est là que Roeser parle du gonflement particulier de la rate chez les enfants dans l'île de Spétzia, qu'il ne regardait pas comme le résultat de la fièvre et qu'il attribuait à l'eau des citernes. Klados y dit que cette maladie a été remarquée à Spétzia « il y a trois ans. » — On lut à la séance du 20 février 1836 une lettre du médecin Fontanas, de Spétzia, sur le *ponos*. M. Xavérius Landerer y lut aussi l'exposé d'une analyse chimique des eaux des citernes de Spétzia, faite par lui, dans lequel il prouva que la matière extractive de ces eaux ne ressemble pas à celle qui est contenue dans d'autres eaux potables, et que, d'après l'analogie des sels de la chaux que ces eaux contiennent, l'eau examinée doit être appelée lourde.

La seconde notion qu'il a eue de cette maladie, lui a été fournie par le *Mémoire sur les maladies endémiques de la Grèce*, que M. A. Pallis lut au deuxième Congrès des savants italiens et qui fut publié dans les *Annali universali di Medicina*, de *Omedei*, 1842, t. CII, p. 61. — M. Pallis y décrit les symptômes principaux de la maladie en question, et il ne la considère pas comme étant de nature paludéenne. Littré a résumé en peu de mots tout ce que nous venons de dire, dans son édition d'*Hippocrate* (voir aussi, en grec, *le Galien*, feuille périodique médicale d'Athènes, n° 5, 1879, t. I).

---

(1) F. Niémeyer, *Traité de pathologie interne et de la thérapeutique*, traduit en grec de la dernière édition allemande par G. Karamitzas, professeur à l'Université d'Athènes, etc., etc. Deuxième édition. Athènes, 1879, tome Ier.

La maladie dont il est question attira l'attention de M. Karamitzas en 1871, examinant des malades leucémiques de Spétzia. Il se transporta à Spétzia au mois d'avril de la même année, où il examina de petits enfants affectés du *ponos*. Il inséra alors une note dans sa première édition grecque de la *Pathologie de Niémeyer*, dans laquelle il considérait la maladie dont nous parlons comme une espèce de leucémie ou *cachexie splénique*. L'examen microscopique du sang des petits malades, fait par lui-même à Spétzia, montra que les globules blanches ne s'étaient pas multipliées (voir la traduction grecque de la *Pathologie de Niémeyer*, par M. Karamitzas, première édition, Athènes, 1873-75, t. Ier, p. 983).

Cependant les réflexions et les études qu'il a faites dans la suite, ont convaincu M. Karamitzas qu'il s'agissait ici d'une maladie différente. D'après les observations du même professeur à Spétzia, et d'après les informations du médecin M. Jeannacopoulos dans la même île de Spétzia, qui avait écrit lui-même une dissertation sur cette maladie pour le concours médical de 1877, établi par Symboulidès à l'Université d'Athènes depuis longtemps, en outre, d'après les renseignements du médecin M. Xanthos à l'île d'Hydra, M. Karamitzas a écrit dans sa deuxième édition grecque de la *Pathologie de Niémeyer* (voir seconde édition en deux tomes, Athènes, 1879-81, t. Ier), sur le *ponos de Spétzia*, un chapitre particulier et très intéressant, dans lequel il pense que cette maladie donne l'idée d'une *anémie splénique* ou d'une *pseudo-leucémie*.

Après M. Karamitzas, M. le Dr Constantin Jeannacopoulos publia aussi sa dissertation remarquable sur le *ponos de Spétzia* dans la feuille périodique d'Athènes, *le Galien* (n° 31, etc., t. II, 1879), après avoir exercé pendant dix ans la médecine à Spétzia et y avoir suivi soigneusement la maladie en question, qu'il appelle *fièvre paludéenne putride* (voir Pathogénie et Étiologie de cette maladie).

M. Jeannacopoulos dit, en outre, dans sa dissertation (qui a été publiée aussi en espagnol) qu'il entendit dire aux vieillards, à Spétzia, que la plupart des personnes âgées mouraient de la *phthisie*, et la plupart des enfants, du *ponos*. Nous avons entendu nous-même dire aux vieillards à Hydra que le *Tzanaki* existait aussi dans les temps passés.

Aucun des médecins d'Hydra n'a publié rien de particulier sur cette maladie, jusqu'à ce qu'enfin M. Tetzis publia dans *le Galien* d'Athènes, du 13 juin 1881 (n°ˢ 24-28, t. V-VI), une nosographie importante et très bien faite, sous le titre : *Le Tzanaki de l'île d'Hydra ou maladie putride des petits enfants à Hydra*.

Il est vrai qu'il n'est pas possible de déterminer exactement l'époque de l'apparition de cette maladie à Hydra, car avant 1830, à notre connaissance, il n'y avait pas eu à Hydra de médecins bien instruits. Et encore plus tard, en 1850, Jean Papaconstantin, qui était un médecin distingué, n'a rien non plus publié là-dessus. Il est cependant très probable que cette maladie y existât, surtout à partir des années 1800 à 1830 et dans la suite, lorsque l'île d'Hydra était très peuplée.

M. Tetzis, le plus ancien des médecins d'aujourd'hui à Hydra, dit ce qui suit : « Pour moi, m'étant établi, il y a trente ans, à Hydra comme médecin, j'ai trouvé de suite que cette maladie était endémique et qu'elle était regardée par les habitants comme incurable et abandonnée à la nature, etc. » (voir le *Galien*, n° 24, p. 371, Athènes, 1881).

Voilà l'historique de cette maladie. Quant à ce qui regarde le nom à lui donner, nous pensons aussi que nous pouvons l'appeler du même nom que les indigènes, sans nous égarer dans les mots, la nature de cette maladie n'ayant pas encore été approfondie. Nous souhaitons seulement, comme notre vénérable maître, M. Karamitzas, que d'autres aussi « complètent les lacunes, corrigent les erreurs, et qu'ainsi soit rendue pleine et exacte la description de cette maladie étrange et sous bien des points de vue très remarquable » (voir la traduction grecque de la *Pathologie de Niémeyer*, par M. Karamitzas, 2ᵉ édition, t. Iᵉʳ, Athènes, 1879).

## CHAPITRE II

### Symptômes et marche.

En adoptant l'opinion de M. Tetzis dans la division des symptômes et de la marche de la maladie dont il s'agit, à Hydra, nous pouvons la distinguer en *deux périodes*, dont chacune se manifeste par de différents symptômes et suites (*Galien*, nº 24, p. 372, Athènes, 1881).

1º *La première période* commence par les symptômes de l'anémie et par l'épuisement des forces du petit malade, et se termine par l'apparition extérieure de l'hémodialyse.

2º *La deuxième période* de la maladie est caractérisée par ces mêmes phénomènes de l'hémodialyse, etc.

**1. Première période.** — *Phénomènes précurseurs. Anémie. Fièvre. Tuméfaction de la rate. — Phénomènes nerveux. Troubles gastriques et autres. Tournures de la maladie.*

Il faut remarquer ici d'abord que quelques-uns des petits

enfants ont, pour ainsi dire, la prédisposition à cette maladie, car ces enfants ne naissent pas ordinairement bien portants ; dès leur naissance on remarque en eux une cachexie spéciale qui ne se trouve pas dans la plupart des parents ; cette cachexie particulière les suit même dans leur développement, et surtout à partir de l'époque où les phénomènes de la première dentition se présentent. Toutefois, des enfants tout à fait bien portants sont de même affectés de cette maladie, quoiqu'ils ne soient pas nés de parents cachectiques ou tuberculeux ou ayant une dyscrasie quelconque. Mais on ne peut rien assurer là-dessus. M. Tetzis dit que les enfants nés de parents tuberculeux en sont le plus souvent affectés.

La maladie commence ordinairement par degrés et insensiblement par une petite fièvre irrégulière, attribuée habituellement par les parents à la dentition. Le petit enfant commence, vers les derniers mois de la première année et après l'apparition des dents incisives, quelquefois même pendant cette apparition (1), à perdre peu à peu sa vivacité et sa gaieté ; il pleurniche, est dans un état particulier, rien ne le contente, il devient morose et nonchalant, et perd l'appétit. Il perd peu à peu son teint normal du visage et il prend un teint blanchâtre, jaunâtre et semblable à celui de la paille ; d'autres fois on remarque que le petit enfant change souvent dans le même jour, de couleur, devenant tantôt très pâle, tantôt rouge, et autrefois il conserve durant toute la journée la même couleur, jaunâtre ou peu vive. Le petit enfant, manquant d'appétit, n'a pas envie de toucher à la mamelle de sa mère ou de sa nourrice ; il n'a pas envie non plus de prendre

____

(1) D'après M. Jeannacopoulos, la maladie dont nous parlons, se présente, dans l'île de Spétzia, après la première année de la naissance de l'enfant. Il l'a vue aussi quelquefois chez les enfants de trois ou quatre ans, et une fois chez une petite fille de huit ans.

d'autres aliments; il commence à apparaître ainsi des symptômes de la maladie dans les organes digestifs, tantôt la diarrhée, tantôt, au contraire, la constipation, mais pas d'une manière suivie; les vomissements sont rares.

Le petit enfant pleure habituellement et devient chaque jour plus morose; s'il pouvait auparavant se tenir debout, il ne le peut plus alors. La fièvre se déclare alors après une ou deux semaines ordinairement, à partir de ces phénomènes qui précèdent; mais les phénomènes de la fièvre sont plus ou moins irréguliers; les mères ne peuvent en donner une idée claire, elles qui, ordinairement, pendant cette période n'appellent pas le médecin. Mais, plus tard, la fièvre survient régulièrement, d'abord intermittente et quotidienne, puis rémittente et continue avec le temps et la maladie progressant, ou irrégulière avec ou sans frissons. Les forces de l'enfant diminuent par là, et le ventre commence à se gonfler; la rate se gonfle en proportion de la fièvre. Mais la vérité est que, jusqu'à présent, tout ce qui regarde cette fièvre est douteux, car malheureusement, le praticien n'y peut pas faire, à cause de la balourdise des proches des malades, les nombreuses et exactes observations thermométriques, comme les faisait Wunderlich, etc.

Plus tard, la conjonctive des yeux prend ordinairement un teint bleu foncé, et d'autres fois jaunâtre et ictérique. La pupille ne présente rien d'anormal. Les joues paraissent en quelque sorte enflées, et les lèvres blanchâtres. En général, le petit enfant malade, qui n'a rien d'anormal dans les autres appareils, présente à l'extérieur une mine particulière, par laquelle le médecin fait facilement le diagnostic de la maladie en question.

D'après MM. Tetzis et Jeannacopoulos, les symptômes de la maladie se présentent quelquefois entre la première et la deuxième année à la sortie des molaires, et en particulier des dents canines, sous la même forme, la morosité et la répugnance à marcher augmentant en lui ; quoique l'enfant soit déjà arrivé à la fin de la deuxième année, cependant il ne marche point encore. D'autres fois, la maladie se présente pendant la convalescence d'une maladie aiguë, lorsqu'elle semble d'abord être comme une convalescence difficile et prolongée, et ensuite apparaissent les symptômes caractéristiques de la maladie, et alors la marche en est bien plus rapide.

La maladie avançant, la langue du petit malade se couvre souvent d'un enduit blanchâtre et jaunâtre ; la digestion se fait difficilement, avec dyspnée et des échauffements ; les vomissements ne sont pas alors rares ; la constipation et la diarrhée commencent déjà à se succéder, mais, dans la suite, la diarrhée est plus constante en prenant une forme dysentérique. Quant à l'appétit, on y remarque bien des particularités étranges : les uns des petits enfants malades manquent complètement d'appétit, et les autres ont une faim dévorante ; la plupart d'entre eux ont les envies les plus étranges, de sorte que, d'après l'expression de M. Jeannacopoulos, chaque malade devient un petit tyran pour sa famille.

Le ballonnement du ventre, à cause des gaz, cache d'abord, parfois, la tuméfaction de la rate ; mais ensuite la rate, se gonflant fort, devient visible et emplit le ventre. La rate est toujours lisse ; au commencement elle est dure, et après elle devient un peu molle, mais jamais douloureuse. La tuméfaction de la rate, comme la palpation, la percussion, etc., le montrent, fait rarement défaut ; mais la maladie peut exister même sans la tuméfaction (Tetzis).—Le foie se gonfle aussi un peu parfois.—On ne constate pas par la palpation la présence de tumeurs bosselées et irrégulières lorsque les parois du ventre peuvent être déprimées.

La toux en est un des symptômes ordinaires : la percussion et l'auscultation révèlent des phénomènes de catarrhe dans les poumons. On n'y voit pas de crachats teints de sang.

L'urine est, d'après M. Jeannacopoulos, très fétide, et il lui donne une importance pathognomonique ; mais, même en cela, on observe une grande mobilité. L'urine est, quant à la quantité, en proportion des aliments et des boissons que le petit enfant malade prend ; elle a la couleur du succin et est trouble d'ordinaire ; sa densité varie de 1,020 à 1,025 ; elle ne contient ni albumine ni sucre ; elle renferme beaucoup d'urée, des phosphates, des chlorures et de l'urématine.

La peau, avec le progrès de la maladie, s'enfle, surtout à la figure, aux chevilles des pieds et aux parties du corps sur lesquelles on se couche. La couleur de la peau devient quelquefois, passagèrement, ictérique, et coïncide alors avec le gonflement du foie. Quelquefois la peau prend une teinte légèrement noirâtre.

Les glandes de la gorge se gonflent peu, rarement les bubons, et plus rarement encore celles de l'aisselle.

Telle est la maladie en question dans sa première période, laquelle dure au moins deux mois, et deux ans au plus (Tetzis). Durant cette période, interviennent souvent des maladies aiguës, la méningite, la broncho-pneumonie, la péritonite, lesquelles, ordinairement, amènent la mort.

Si le petit enfant malade ne meurt pas alors, la maladie peut avoir trois suites différentes :

1° Par la cure convenable, et rarement sans elle, surtout si l'enfant était robuste et bien portant auparavant, et s'il est né de parents sains, la guérison peut survenir. D'abord la fièvre diminue et peu à peu cesse complètement, le gonflement de la rate s'arrête, l'appétit revient et l'embonpoint aussi ; le petit enfant malade devient vif comme auparavant et, à la fin, tous les phénomènes maladifs décrits plus haut disparaissent par degrés.

Il se présente aussi de petites rechutes dans l'intervalle jusqu'à la prolifération de toutes les premières dents et jusqu'à ce que le petit enfant complète sa troisième année. Dans ce cas, la guérison peut venir aussi à la troisième année ; mais alors le teint blanchâtre et jaunâtre de la peau persiste, ainsi que le gonflement de la rate, jusqu'à la cinquième ou rarement à la septième année ; mais on ne voit aucune trace de cette maladie au delà de cette époque. Ces petits enfants qui étaient malades naguère, deviennent des hommes robustes et de belles femmes (Tetzis.)

2° La mort survient avant que les symptômes de l'hémodialyse de la deuxième période apparaissent ; la fièvre qui, au commencement, cessait pendant quelques jours, prend le type d'abord rémittent et puis continu ; la fréquence du pouls est telle qu'il est difficile de le compter, et l'enfant est inondé d'une sueur abondante ; le gonflement de la rate augmente, la diarrhée survient, le manque d'appétit est complet, et il y a une tendance aux vomissements ; l'enfant a déjà de la répugnance pour tout aliment, et il meurt dans une langueur générale.

3° Si l'organisme résiste et qu'il soit soutenu aussi par une cure convenable. il est possible que le petit enfant malade arrive à la deuxième période et à ses phénomènes.

**2. Deuxième période**. — *Intensité des symptômes. — Phénomènes de l'hémodialyse. Gangrène de la bouche (Noma). Abcès, etc.*

Outre les phénomènes décrits plus haut, qui tous prennent de l'intensité, la fièvre devient désormais continue et la tuméfaction de la rate augmente ; la peau devient noirâtre (Jeannacopoulos, Tetzis) ; le manque d'appétit et la diarrhée sont complets, la morosité de l'enfant arrive au dernier degré ; l'épuisement fait des progrès, et alors se présentent les premiers phénomènes de l'hémodialyse par le nez et par la bouche, l'épistaxis et les hémorrhagies des gencives. Après cela apparaissent immédiatement des *pétéchies* d'abord sur le visage, puis sur le ventre et les membres ; ensuite viennent les *ecchymoses*. — Les gencives se gonflent, se ramollissent, s'ulcèrent et tombent ; les dents, les gencives étant détruites, tombent aussi, souvent même avec des morceaux des mâchoires. On remarque des *aphthes* dans la bouche, et en particulier des ulcérations gangréneuses d'ordinaire aux côtés de la bouche, ou plutôt de la joue droite, et d'autres fois sur la lèvre inférieure. Ainsi le *noma*, apparaissant et dévorant toute la joue, ne touche pas la plupart du temps au nez et à l'œil, mais il annonce la mort prochaine. La figure de ces enfants devient hideuse.

M. Jeannacopoulos a remarqué à Spétzia la nécrose et la destruction surtout de la mâchoire supérieure, des fosses nasales et de l'œil gauche, la peau des paupières restant même après la destruction du globe de l'œil. M. Tetzis remarque qu'il a observé plusieurs fois que c'est au contraire la mâchoire inférieure qui est détruite chez les petits malades de l'île d'Hydra. — De grandes *phlyctènes* contenant un liquide rougeâtre, en forme de pemphigus et de furoncle, changées en ulcères difformes, se présentent à la surface des différentes parties du corps. Une inflammation quelconque de la peau, l'érysipèle, un vésicatoire y étant appliqué, prend aisément la forme gangréneuse. — A la figure se produisent des abcès froids difficiles à cicatriser, et on remarque en particulier des abcès sur les fesses, qui minent les chairs.

Les hémorrhagies des intestins ont aussi lieu, et alors le volume de la rate diminue quelquefois, ce qui est très mauvais signe ; car ces hémorrhagies, bien qu'elles ne soient pas fréquentes, épuisent extrêmement l'enfant malade.

L'enfant étant ainsi épuisé, et si près de mourir, la température baisse, l'enfant malade a la mine de la mort, il sent mauvais, ses évacuations ont une odeur insupportable, ainsi que les liquides des parties gangréneuses, et ainsi la mort survient au milieu du plus grand marasme général.

La guérison, durant cette période, est extrèmement rare. On remarque qu'elle a lieu, quelquefois, quand surviennent seulement les hémorrhagies (épistaxis) et les pétéchies ; quand le *noma* apparaît, il ne reste plus aucun espoir de guérison, quels que soient les moyens qu'on emploie à cet effet.

La gangrène de la bouche peut survenir directement, seule, sans aucun autre symptôme de l'hémodialyse. Dans ce cas, cette deuxième période de la maladie dure seulement quelques jours ; la mort survient alors.

Cette période peut durer même de deux à quatre mois, si le noma ne se présente pas (Tetzis).

**3. Formes de la maladie.** — Le *Tzanaki* se présente à l'île d'Hydra, d'après M. Tetzis, sous *deux formes* distinctes :

1° La *première forme*, plus ordinaire, présente tous les symptômes dont nous venons de parler, *avec la tuméfaction de la rate* ;

2° La *deuxième forme*, la moins fréquente, présente tous les autres symptômes, *sans le gonflement de la rate*, qu'on ne trouve pas même par l'examen le plus exact.

Il faut remarquer ici que, dans cette dernière forme, la fièvre n'est pas intense dès le commencement ; la durée en est plus longue, et cependant les issues en sont les mêmes que dans la première forme.

La *première forme*, caractérisée par le gonflement de la rate, se subdivise en *deux* autres :

1° La *bonne forme*, qui est caractérisée par un gonflement modéré de la rate avec de la fièvre intermittente et de l'anémie. Cette forme peut facilement céder à l'emploi du fer et du sulfate de quinine, et, en général, à un bon régime. La guérison, dans cette forme de la maladie, s'obtient plus aisément lorsque les enfants attaqués sont robustes et n'ont aucune maladie héréditaire.

2° La *forme maligne*, qui est caractérisée par une grande tuméfaction de la rate avec une fièvre forte et continue, qui apporte à l'enfant malade une grande anémie progressive ; la cachexie, en général, atteint le maximum, etc., et enfin elle se termine d'ordinaire par la mort.

Cette forme maligne survient la plupart du temps chez des enfants nés cachectiques et de parents malades, surtout tuberculeux.

La *deuxième forme* peut de même être, dès le commencement, *bonne* ou *maligne*.

**4. Complications**. — L'organisme étant épuisé par cette maladie, le petit enfant qui en est affecté peut certainement être attaqué facilement par une autre maladie qui intervient, c'est-à-dire qu'il en a ce qu'on appelle la disposition.

*Souvent* se développe *la tuberculose* des poumons, qui marche avec la maladie dont nous parlons, jusqu'à la mort de l'enfant.

La *méningite* (simple ou tuberculeuse) se présente de même durant les trois ou quatre mois de la maladie primitive, qui habituellement se termine par la mort.

La *péritonite* (chronique) avec épanchement n'y est pas non plus rare, se terminant elle-même par la mort.

Ces trois complications se rencontrent ordinairement chez des enfants issus de parents tubercu'eux.

**5. Durée. Marche. Terminaisons. Pronostic. —** La *durée* habituelle de la maladie dont il s'agit, est de un à deux ans. Il est bien entendu que la durée *varie* en proportion des maladies qui interviennent et des complications.

La *marche* de cette maladie, comme nous l'avons vu, est ordinairement *chronique*. Mais quelquefois des *interruptions*, plus ou moins prolongées (surtout dans les intervalles de la prolifération des dents), soit d'elles-mêmes, soit par l'effet de la cure, ont lieu. Pendant ces interruptions, la maladie semble tendre à la guérison; mais c'est une illusion, car le moindre écart du régime prescrit aux petits malades suffit pour en ramener les symptômes.

Les *terminaisons* de la maladie sont ordinairement mauvaises, c'est-à-dire qu'elles mènent à la mort, surtout lorsque les enfants malades appartiennent à des familles plongées dans la misère. Il est à remarquer ici que les enfants du sexe féminin échappent plus aisément à la mort, surtout quand ils sont affectés de la forme maligne de cette maladie.

Le *pronostic* lui-même en est toujours *grave*, et surtout lorsque d'autres maladies interviennent et compliquent la maladie primitive.

D'après M. Tetzis, sur dix petits enfants malades, à peine trois sont sauvés, et en cela il faut prendre en considération tant la forme de la maladie que les ressources de la famille à laquelle le petit malade appartient. Aucun traitement ne vient à bout de la *forme grave* ou maligne de cette maladie, et la mort est presque inévitable. Ce sont les enfants malades qui gardent toujours l'appétit bon, qui sont ordinairement sauvés.

## CHAPITRE III

### Anatomie pathologique.

Aujourd'hui que la science a fait tant de progrès et que nous possédons comme pierre de touche de ce que nous avançons le bistouri et le microscope et tout ce que la chimie nous fournit, nous avons certes peu de foi dans les conclusions tirées seulement des observations de dehors. Et pourtant dans combien de cas les moyens précédents nous sont inutiles !

Dans les îles, où il est impossible de jouer sans danger le rôle de Morgagni, car les idées religieuses des habitants ne le permettent pas, et où il n'y a pas d'hôpitaux, dans lesquels on pourrait plus facilement disséquer, les médecins sont obligés d'exercer leur science comme du temps d'Hippocrate !

Peut-être, plus tard, pourra-t-on faire un examen anatomo-pathologique en détail.

M. Jeannacopoulos prétend avoir appris de quelques confrères que, deux autopsies ayant été faites par eux à des époques antérieures, il n'y ont rien autre chose remarqué « que le gonflement dur de la rate, sans foyers, etc. » — M. Tetzis n'a pu faire aucune autopsie jusqu'à présent à Hydra.

Il ne sera peut-être pas trop hardi de prédire qu'aucune lésion particulière ou spéciale ne semble devoir exister dans les différents organes du corps, car la maladie même fait voir qu'il ne s'agit ici que d'une certaine altération du sang.

M. Tetzis dit qu'on trouvera toujours des tubercules dans les autopsies, en croyant à la *nature tuberculeuse* de la maladie dont il s'agit. Pour nous, nous adoptons ces opinions de M. Tetzis ; nous ajoutons seulement qu'il est *très probable* qu'il y ait des lésions ou altérations (tubercules) *surtout* dans les ganglions mésentériques, et dans les intestins, quoique l'inspection, la palpation, etc., ne les montrent pas.

Malheureusement, l'analyse chimique du sang des malades n'est pas non plus facile à faire dans le pays, laquelle certainement éclaircirait la nature de la maladie en question, et ferait voir en quoi elle consiste, et qui probablement démontrerait aussi qu'il y a une diminution de la fibrinogène et de la fibrinoplastique du sang, comme on pourrait le conjecturer des phénomènes scorbutiques et de l'épaisseur diminuée du sang.

M. Karamitzas n'a pu examiner au microscope le sang qu'à Spétzia : or, il dit : « Ayant examiné le sang de deux petits enfants, tous deux du sexe féminin, dont l'un, âgé de trois ans, était souffrant depuis un an, et l'autre, âgé de quatre ans, souffrait depuis plus de deux ans, j'ai trouvé, dit-il, dans l'examen microscopique que j'en ai fait, que, d'un côté, le nombre des globules rouges du sang était évidemment diminué, et que, de l'autre, je trouvais difficilement une globule blanche du sang » (voir *Du ponos de Spétzia*, par M. Karamitzas, etc., dans la *Pathologie de Niémeyer*, en grec).

Ainsi donc on peut dire en général, que les cadavres de ces petits enfants sont comme des squelettes, extrêmement maigres, d'un teint jaunâtre et blanchâtre, portant toutes les lésions et les altérations extérieures qu'ils avaient subies pendant leur maladie.

# CHAPITRE IV

## Pathogénie et étiologie.

On peut conjecturer de tout ce que nous avons dit jusqu'ici que cette maladie, dont les principaux phénomènes sont en général l'épuisement de l'organisme, l'anémie, la fièvre, la tuméfaction de la rate, les troubles gastriques, les phénomènes de l'hémodialyse, etc., ne ressemble, à proprement dire, à aucune autre maladie, si ce n'est à une cachexie (tubercules), ou à une dyscrasie, qui ne peut pas être aisément définie. Tout en elle fait voir qu'une altération du sang la précède, sans fièvre au début, et que, l'organisme s'épuisant, se développe ensuite la maladie. On ne peut pas démontrer le contraire. Mais pourrait-on qualifier de *constitutionnelle* cette altération?

Le *Tzanaki* de l'île d'Hydra et le *Ponos* de Spétzia sont la même maladie, ce qui résulte de la description de la maladie faite par MM. Jeannacopoulos et Karamitzas et de ce que nous avons vu nous-même dans l'île de Spétzia. — D'après M. Jeannacopoulos, cette maladie est plus fréquente et plus dangereuse à Spétzia.

**La fréquence** de cette maladie à Hydra, d'après M. Tetzis, est de 1 pour 1000, c'est-à-dire qu'il se présente toujours un petit enfant malade sur *mille habitants*. Aujourd'hui, à Hydra, dix petits enfants sont affectés de cette maladie, dont six du sexe mâle, et quatre du sexe féminin. Mais il est à remarquer que le nombre des enfants malades varie plus ou moins périodiquement.

4

On n'a pas pu démontrer jusqu'à présent si cette maladie est *transmissible*. A Spétzia on prend beaucoup de précautions contre cette maladie, et on brûle tous les effets du petit malade après sa mort ; mais on ne le fait à Hydra que quand il s'agit de personnes tuberculeuses.

Des familles étrangères d'autres parties de la Grèce ne vont plus s'établir d'une manière permanente à Hydra, et par conséquent il est difficile de dire si les enfants de ces étrangers seraient attaqués de cette maladie s'ils y demeuraient. Il y a à Hydra beaucoup de familles venues de Léonidion du Péloponnèse depuis longtemps, dont les enfants sont également affectés de la maladie en question. Notre confrère M. P. Psaras nous a dit que le Tzanaki n'existe pas à Léonidion, ce que nous avons constaté nous-même pendant notre court séjour chez notre ami dans cette ville en 1878 (juin).

Quelle serait la *cause principale* qui donne naissance à cette maladie seulement dans ces deux îles (Spétzia et Hydra), et pas ailleurs? On ne peut en *saisir* aucune. — L'idée que la maladie dont il s'agit, est due à l'eau des citernes, paraît être insoutenable ; car, outre que dans plusieurs autres îles de la Grèce, ainsi que dans d'autres parties de ce pays, on fait usage de l'eau pluviale, sans que cette maladie s'y produise, il y a aussi dans la ville d'Hydra, comme nous l'avons dit, ce qu'on y appelle les *bons puits* et autour d'eux un quartier vaste, dont la plupart des maisons manquent de citernes et les locataires de ces maisons font exclusivement usage de l'eau de ces puits, néanmoins cette maladie se présente également dans ce quartier. On peut dire la même chose du quartier *Kaminia*.

Nous avons dit que M. Jeannacopoulos, à Spétzia, a regardé cette maladie comme une *fièvre paludéenne putride* ; il dit, en effet, que « c'est une dyscrasie paludéenne, *sui generis*, qu se présente sous cet aspect et sous cette forme dans les îles d'Hydra et de Spétzia, probablement à cause de la qualité des exhalaisons du lac Berbéronta (1), situé près du port Chélion (dans le Péloponnèse), lequel lac est à quatre milles de Spétzia, et à quinze milles d'Hydra. »

MM. Karamitzas et Tetzis n'adoptent pas cette explication.

M. Karamitzas pense que nous pouvons regarder la maladie dont il s'agit comme une *anémie splénique*, ou *pseudo-leucémie*, parce que cette maladie donne l'idée de la leucémie et en présente quelques symptômes. En écartant l'idée que les fièvres paludéennes produisent la leucémie, il dit, en parlant de celle-ci : « Il faut noter que, puisque les fièvres intermittentes règnent chez nous, les particuliers et beaucoup de médecins aiment à regarder toutes les espèces de fièvre comme paludéennes. Si les fièvres paludéennes contribuaient seules à la naissance de la leucémie, on verrait cette maladie plus souvent chez nous; et pourtant si elle n'est pas bien rare chez nous, elle y est certainement aussi rare qu'elle l'est dans les contrées où le miasme paludéen ne se trouve pas. Ce n'est pas rare de voir une médiocre mais durable multiplication des leucocytes dans une cachexie paludéenne, dans certaines conditions...; mais la leucémie *exacte* est très rare. Si nous considérons cette multiplication passagère des leucocytes comme un degré de la leucémie, il faudra adopter l'idée que la cachexie paludéenne dispose à cette maladie, mais nous ne savons pas la cause pour laquelle cette leucocytose se change en leucémie. — On sait qu'on remarque souvent dans la cachexie paludéenne une disposition hémorrhagique

---

(1) Aucun des auteurs grecs, pas même Strabon, ne cite ce petit lac.

Les habitants de Kranidion célèbrent la vertu curative de ses eaux dans les rhumatismes.

et que surviennent des hémorrhagies, mais non pas la leucémie » (1).

Nous voyons donc de tout ce que nous avons dit jusqu'ici, et de ce que M. Tetzis dit avoir remarqué à Hydra, à savoir que la leucémie y est excessivement rare, que le Tzanaki n'est point une espèce de leucémie (voir *le diagnostic*). **M.** Karamitzas est du même avis ; il ne pense pas qu'il s'agisse ici de la leucémie, mais il en parle à cause de la ressemblance de quelques-uns de ses symptômes avec le Tzanaki (2).

Ce que nous allons dire, démontre aussi que le Tzanaki n'est pas à Hydra une maladie de nature paludéenne. Nous avons dit que l'île d'Hydra est un pays montagneux et pierreux, aride, et qu'il n'y a point de marais, ni de flaques, ni d'eaux stagnantes dans cette île, étant complètement dépourvue d'eau. Les petits enfants n'y sont point affectés de fièvres paludéennes, et aucun de ceux qui y demeurent d'une manière permanente n'a jamais eu de fièvres *paludéennes* ; mais

---

(1) Nous avons vu en 1878 deux enfants, à l'hôpital civil d'Athènes, service de M. le professeur Prétentéris, l'un âgé de douze ans, venu de la Thessalie, l'autre de quinze ans, venu d'Argos du Péloponnèse, pays où règnent de même les fièvres paludéennes, souffrir de la cachexie paludéenne avec une tuméfaction prodigieuse de la rate. Tous les deux moururent d'épuisement par les fréquentes épistaxis, mais il n'y eut point de *leucémie* en eux, comme l'a aussi démontré l'examen microscopique de leur sang.

Nous nous rappelons en outre qu'en 1878 un autre enfant âgé de seize ans, venu de l'île de Crète, devint extrêmement anémique par de fréquentes épistaxis. Il avait l'hémophilie et souffrait d'une hypertrophie du cœur avec lésion de l'orifice auriculo-ventriculaire (rétrécissement avec insuffisance mitrale). Il avait eu auparavant pendant deux ans, tous les hivers, des rhumatismes articulaires aigus, généralisés et accompagnés de fièvre. Il quitta l'hôpital, et nous ne le vîmes plus. Pendant deux hivers il venait à l'hôpital pour sa maladie.

(2) A propos de la leucémie des enfants à Hydra dont nous parlons ici, nous rappellerons en peu de mots le fait suivant.

Nous avons vu au Pirée au mois de mai de l'année 1876 une fille de treize ans, venue d'Hydra ; elle était très bien portante avant et bien développée pour son âge ; son père était marin, bien portant,

ceux qui sont affectés d'une cachexie palustre, viennent d'autres pays et s'en guérissent par un séjour prolongé à Hydra. En d'autres mots, les fièvres paludéennes n'y sont ni endémiques ni épidémiques, et on n'y voit point la cachexie paludéenne avec l'énorme gonflement de la rate, comme on le voit dans d'autres pays (Tetzis, Xanthos, etc.).

Si la maladie en question était paludéenne, elle devait plutôt abonder là où règne le paludisme.

A Hermione, à Kranidion qui sont en face dans le Péloponnèse, à Poros, à Syra, au Pirée, etc., où il y a beaucoup de personnes paludiques, et bien des familles hydriotes (environ 3,000 âmes au Pirée), on ne voit pas cette maladie des petits enfants.

Les fièvres paludéennes et le paludisme sont très rares dans la première enfance, et la cachexie paludéenne attaque surtout les adultes et les hommes faits, comme le reconnaissent M. Karatmitzas, et tous les médecins des contrées marécageuses de la Grèce ; tandis que la maladie dont il s'agit n'est que la maladie de la première enfance. Au contraire on peut dire que le miasme des marais, ce Protée, préserve du Tzanaki.

D'autres personnes pensent que peut-être cette maladie pourrait avoir une origine syphilitique, et elles citent à l'appui de leur opinion la profession des habitants qui sont, en général, marins et voyagent dans les pays lointains où règne la syphilis. Mais cela est faux, attendu que c'est l'en-

sa mère était scrofuleuse. La fille souffrait depuis un an de la *leucémie ganglionnaire*. Elle n'avait point eu jusqu'alors de fièvres intermittentes, et sa rate n'était pas gonflée. Elle était extrêmement épuisée, très maigre et très pâle. Les os du crâne (les sincipitaux et l'occipital) étaient décharnés et cariés, et cédaient à la pression par les doigts. Elle fut affectée tout à coup vers la fin d'une *cécité complète*. On ne voyait aucune lésion dans les autres os. Cette fille mourut au mois de septembre de la même année.

fance qui est exclusivement attaquée par le Tzanaki, dans laquelle les syphilides sont très rares. En outre, ce sont les enfants de ceux des habitants qui ne sont pas marins, de ceux qui n'ont aucune syphilis ni ne sont nés de parents syphilitiques, et de ceux qui demeurent d'une manière permanente dans l'île, qui sont affectés de cette maladie (1). De plus, le traitement antisyphilitique (iodure de potassium, mercure, etc.), fait par M. Tetzis, non seulement n'a point fait le moindre bien aux petits malades, mais il leur a nui. Peut-être la syphilis héréditaire prépare-t-elle le terrain au développement de la maladie en question (2).

D'autres ont regardé cette maladie comme une espèce de scorbut. Mais on peut facilement réfuter cette idée; car le scorbut se rencontre aussi très rarement et d'une manière exceptionnelle dans l'île d'Hydra; de plus, la tuméfaction de la rate dans la maladie des enfants dont il s'agit, se rencontre dans les neuf dixièmes des petits malades, comme l'a remarqué M. Tetzis, et elle est très grande lorsqu'elle existe;

(1) «Quant à ceux qui sont de Cynourie (dans le Péloponnèse) et qui demeurent à Spétzia, dit M. Karamitzas, dont les enfants sont affectés du *pomos*, il faut noter qu'en 1835 Zygomalas en trouva à Léonidion (chef-lieu) plus de deux cents ayant des maladies syphilitiques, appelées par les indigènes *orchidas* ou *spyrocolon*.» (*Abeille médicale*, t. IV, p. 460).

(2) Je me souviens du fait suivant : Un marin hydriote spirituel, âgé de cinquante-cinq ans à présent, étant bien portant auparavant, avait eu un fils, son aîné, qui est aujourd'hui âgé de vingt-quatre ans, marin lui-même. Cet homme étant devenu dans la suite syphilitique dans la ville de Naples, en Italie, à l'année 1859, comme lui-même le raconte en se rappelant exactement et les médecins qu'il consulta et tous les remèdes qu'il prit, tous ses enfants nés après son premier fils, deux fils et deux filles, « moururent chacun à l'âge de un à deux ans du *Tzanaki*.» Mais est-ce que c'est la syphilis héréditaire seule qui a donné naissance à la maladie dont nous parlons dans les petits enfants qui sont nés après, ou bien « l'abus du mercure » que ce père fit, à ce qu'il dit, y a-t-il contribué aussi ? Il faut en outre noter que sa femme est cachectique, et issue de parents tuberculeux ; elle est âgée de quarante ans, n'ayant plus de tous ses enfants que son aîné.

puis la marche générale du Tzanaki, son développement et
la mort qui souvent survient avant l'apparition des symptômes du scorbut, de l'hémodialyse (pétéchies, etc.), ne plai-
dent pas pour le scorbut.

Voilà ce que nous avions à dire, en général, sur la nature,
l'essence, et les causes de cette maladie. Quant à nous, nous
sommes de la même opinion que M. Tetzis, c'est-à-dire, que
le Tzanaki est d'une *nature tuberculeuse*. Nous pensons de
plus, que le siège de cette maladie est surtout dans les ganglions mésentériques, peut-être aussi dans la rate (voir les
*Complications*). Quant à la question de savoir pourquoi cette
maladie ne se rencontre nulle autre part ailleurs, mais seulement à Hydra et à Spétzia, on n'en peut rien dire de sûr jusqu'à présent. Peut-être pourrait-on appliquer aussi à cette
maladie les découvertes de Pasteur, Villemin, Rindfleisch,
Virchow, Billroth, Wagner, et des autres savants médecins
de nos jours sur la nature des tubercules. (voir aussi la *Revue
mensuelle de médecine et de chirurgie*, le *Progrès médical* et la
*Gazette des hôpitaux*, Paris 1881, dans les communications
sur les *tubercules*. — Lymphdrüsen-Tuberculose, Tübingen
bei Laupp, 1871, et, über der Enstehung der Riesenzellen im
Tuberkel, Archiv für Heilkunde, 1872).

On considère comme **causes** secondaires qui contribuent
au développement de la maladie qui nous occupe, *tout ce qui
peut provoquer l'épuisement de l'organisme*, c'est-à-dire, l'insuffisance du lait de la mère ou de la nourrice et sa mauvaise
qualité, et en particulier celui d'une mère tuberculeuse ou
enceinte, ou d'une nourrice syphilitique, car des familles qui
avaient perdu précédemment de petits enfants de cette maladie, ont pu sauver les enfants qu'elles ont eus après ceux-là
en les donnant à une nourrice bien portante (Tetzis, Jeannacopoulos, Xanthos). Le *sevrage prématuré* contribue beaucoup

à la naissance de la maladie, ainsi que l'allaitement artificiel, et le manque de surveillance dans la nourriture des petits enfants après le sevrage. La *dentition*, pendant laquelle surviennent des diarrhées qui épuisent les forces des enfants, et la convalescence d'une autre maladie prédisposent aussi les enfants au Tzanaki. Il faut considérer l'âge entre la première et la seconde année comme plus propre au développement de la maladie : après la troisième année de l'âge des enfants, la maladie ne se présente pas à Hydra (Tetzis). Les enfants mâles sont plus souvent affectés de cette maladie que les filles. On a remarqué que le mariage tardif ou bien le mariage prématuré prédispose les enfants nés de ces mariages à cette maladie. Les enfants des classes basses de la société, qui vivent misérablement, sont plutôt attaqués par cette maladie. On a vu que dans les quartiers humides la maladie se rencontre plus souvent que dans les autres.

Le Tzanaki est plus fréquent à la fin de l'hiver et au printemps (Tetzis).

## CHAPITRE V

### Diagnostic.

Le *diagnostic* du Tzanaki est rendu plus ou moins facile par ses symptômes spéciaux et principaux que nous avons décrits, et il n'est pas possible de le confondre aisément avec les autres maladies de l'enfance.

Cependant on peut le prendre :

1° *Pour une suite de la dentition.* — La dentition peut, au commencement, tromper le médecin ; mais, dans la suite, la tuméfaction de la rate, la fièvre persistante, l'anémie grave et progressive, les phénomènes scorbutiques et le traitement inutile détrompent le médecin.

2° *Pour une simple anémie.* — Le Tzanaki en diffère par l'épuisement progressif de l'organisme, par la fièvre, par le gonflement de la rate et par les phénomènes de l'hémodialyse; on peut ajouter que l'anémie simple se guérit facilement par une cure convenable, tandis que l'*anémie grave* ne vient pas à cet âge (voir aussi Moynac, *Manuel de pathologie*, etc. Paris, 3ᵉ édit.).

3° *Pour une cachexie palustre.* — Celle-ci, comme nous l'avons souvent dit, ne se rencontre à aucun âge à Hydra, et elle est de même rare chez les petits enfants dans d'autres pays; cette cachexie n'est pas accompagnée des phénomènes de l'hémodialyse, ne présente pas de symptômes de l'appareil respiratoire, etc., comme le Tzanaki, et elle peut être guérie par le sulfate de quinine et des autres fébrifuges, et, en général, par le régime et le traitement convenables.

4° *Pour une leucémie.* — Cette maladie est aussi très rare à Hydra à tous les âges (Tetzis). D'ailleurs, l'examen microscopique du sang, qui ne montre pas la multiplication des leucocytes, ne vient pas à l'appui de cette idée, à savoir, qu'il s'agit ici, en quelque sorte, de leucémie ou de pseudoleucémie, ou bien encore de cachexie ou d'anémie splénique, vu qu'elle est contraire à la description connue et aux symptômes principaux et spéciaux du Tzanaki, dans lequel le gonflement des ganglions lymphatiques du cou, de l'aine, de l'aisselle, etc., n'a pas lieu.

La maladie dont nous parlons se distingue aussi facilement du *scorbut*, qui est très rare à cet âge, et des *syphilides* par ses symptômes (voir *Pathogénie et Étiologie*. — Voir de même les chapitres qui s'y rapportent dans la *Pathologie interne* de Jaccoud et de Niemeyer, etc.).

5° *Pour une tuberculisation des ganglions mésentériques* (*carreau*), surtout lorsque les parents de l'enfant malade sont tuberculeux, et que la maladie (Tzanaki) n'est pas accompagnée du gonflement de la rate, qui peut être considéré comme un signe distinctif, ou pathognomonique. Dans ce cas, le diagnostic peut être douteux ; mais l'apparition des pétéchies, du noma, etc., révèlent alors, quoique un peu tard, la maladie dont il s'agit (voir Trousseau, tome III, *Tuberculisation*).

Mais la vérité est que le Tzanaki ressemble à la tuberculose des ganglions mésentériques par le gonflement du ventre, par les troubles digestifs et par l'état général du petit malade. Souvent il y a des symptômes de la tuberculisation des poumons. Cependant la constatation directe des tumeurs abdominales n'est pas possible quand il s'agit du Tzanaki.

Le Tzanaki peut être de même confondu avec la péritonite chronique ; mais les vomissements verdâtres, les douleurs abdominales, le gonflement uniforme du ventre caractérisent la péritonite (voir aussi Niemeyer, Jaccoud, *Pathologie interne*).

## CHAPITRE VI

### Traitement.

Malheureusement, comme dans la plupart des maladies constitutionnelles et des dyscrasies, de même ici il n'y a pas de *remède spécial!* Le traitement est plutôt symptômatique, vu qu'on ne connaît point les causes spéciales de cette maladie. L'hygiène surtout y est pour beaucoup. Comme le médecin n'a ici qu'à éviter avant tout les conditions sous lesquelles cette maladie se développe dans les petits enfants, et que les premiers symptômes sont l'épuisement graduel de l'organisme et l'anémie, il faut qu'il fasse usage de tous les moyens qui peuvent les arrêter. Le séjour à la campagne et près de la mer a été très utile aux petits malades, ainsi que les promenades par mer dans des barques, les logements bien aérés et exposés au soleil, la propreté dans l'habillement, et une alimentation très nourrissante et très tonique, selon la constitution des enfants, le changement du lait maternel, et l'emploi des médicaments toniques. Le changement du climat a sauvé beaucoup de petits enfants; on les transporte surtout à l'île de Poros, à celle d'Égine, à Méthana, au Pirée et à Athènes (1).

Les médicaments utiles dans cette maladie sont en général les toniques, le quinquina, la quinine et ses différentes préparations, *et surtout le carbonate de fer* (Tetzis); l'arsenic semble être aussi utile, donné en dose de quelques gouttes par jour de la liqueur de Fowler. L'huile de foie de morue est toujours utile, pourvu que l'enfant malade n'ait pas la diarrhée. L'emploi constant et continu du sulfate de quinine dans une tasse de café est très utile contre la fièvre; lorsqu'il y a la diarrhée, il faut donner aux petits malades le tannate de quinine; les injections de la solution du sulfate de

(1) Nous avons vu à Poros au mois de juillet de l'année 1879 un petit enfant âgé de vingt mois, affecté de cette maladie et venu d'Hydra; nous avons continué de le voir aussi à Poros pendant l'été de l'année 1880. Cet enfant, étant entre la première et la seconde période de sa maladie, en fut guéri par l'emploi d'une nourriture substantielle, par l'emploi de l'huile de foie de morue, du carbonate de fer et des préparations de quinquina. — Il y a dans l'île de Poros, à *Monastère* (église de la Vierge), un endroit excellent pour passer l'été, le long de la mer; il y a là de l'eau très claire et très fraîche qui jaillit de la fente d'un rocher; tous les alentours sont pleins de plantations, surtout de pins, et l'atmosphère y est, particulièrement le matin, pleine d'un parfum délicieux venant de la mer, des plantes des montagnes et des citronniers qui sont vis-à-vis dans le Péloponnèse. C'est un endroit très convenable pour les malades.

Nous avons vu aussi une petite fille au Pirée venue de Spétzia, et un petit garçon à Athènes, venu d'Hydra, qui en furent de même guéris.

quinine y sont aussi très utiles. — Il n'y a aucun remède au gonflement de la rate ; le sulfate de quinine ne diminue pas son volume ; le peuple fait usage, au détriment des malades, des ventouses sèches ou scarifiées, des sangsues, de la cendre, des feuilles de figuier de Barbarie, de la poix et du goudron, des vésicatoires saupoudrés de sulfate de quinine, qui pourtant quelquefois rendent gangréneuse la surface de la région splénique.

À l'intérieur sont aussi utiles les petites doses de bicarbonate de soude, données avec beaucoup de précaution, pour combattre les accidents gastriques.

Les phénomènes de l'hémodialyse survenant, les sirops de feuilles de noyer, de chicorée, de quinquina, de citrate de fer, le sirop phéniqué, etc., semblent être utiles pris à l'intérieur. — Les petites ulcérations gangréneuses de la bouche cèdent à la cautérisation par le nitrate d'argent et aux lavements par l'hypochlorite de chaux, tandis que rien ne vient à bout du noma.

Les maladies qui interviendraient et les complications sont combattues par les moyens convenables.

En général, le traitement intérieur doit être prolongé et continu. Il ne faut jamais faire usage d'aucune préparation de mercure (Tetzis).

Le médecin agit en prenant en considération tous les phénomènes de la maladie et en aidant la nature elle-même d'après Celse : *Natura medetur ; medici naturæ ministri !*

# CHAPITRE VII

## Histoires de petits malades.

Nous insérons ici quelques histoires de petits malades publiées dans le *Galien* par MM. Jeannacopoulos et Tetzis.

**Histoire 3.** — 10 *juin* 1875. — Pierre Michel Brél..., âgé de quinze mois, marche et tète, et a huit dents; déjà ses premières dents molaires poussent. Le teint de son visage est celui de la paille; celui des sclérotiques est bleu; la rate descend 5 centimètres de l'arc des côtes, le ventre est dur, l'anorexie très grande, l'urine fétide : peu de fièvre, rémittente, quotidienne. — J'ai prescrit l'emploi interne, chaque jour, de 8 grains de sulfate de quinine pendant que la fièvre diminue, et l'extrait du quinquina dissous dans du sirop d'iodure de fer.

20 *juin*. — L'état général s'améliore, les accès de la fièvre sont plus légers, la température est de 39° 1, l'appétit est revenu, les excréments sont très infects. — Le même traite_ ment, et du vin généreux en grande dose.

29 *juin*. — Amélioration très manifeste, le gonflement de la rate a sensiblement diminué, l'urine continue d'être fétide, la marche du malade est difficile, il a la diarrhée. — Je lui ai donné le bismuth et une décoction de quinquina avec du colombe, et j'ai interrompu l'emploi de l'iodure de fer.

15 *juillet*. — La diarrhée a cessé, l'amélioration est générale, les accès de la fièvre ont complètement cessé, l'appétit est très grand, la marche faible, la morosité du malade est très grande, et il répugne à prendre des remèdes, il a envie, d'une manière irrésistible, de boire des alcools et de manger

de la viande. — Je lui ai donné la teinture de l'eucalypte et celle de l'extrait ferrugineux de pommes.

*2 août.* — Retour de la fièvre, la rate s'est gonflée davantage, la diarrhée est dysentérique et l'anorexie très grande. — J'ai donné le tannate de quinine et le bismuth.

*4 août.* — Tout emploi de médicaments provoque des vomissements, les accès de la fièvre sont très forts, l'amaigrissement très grand, l'anorexie complète. — J'ai fait des injections sous la peau à la région splénique et entre les omoplates, d'une solution de sulfate de quinine.

*9 août.* — Les accès de la fièvre sont plus légers, l'estomac supporte les remèdes. — J'ai donné le tannate de quinine à plusieurs reprises. Le gonflement de la rate a un peu diminué.

*10 août.* — L'état général s'est beaucoup amélioré, le teint du visage a commencé à devenir rouge, les évacuations sont régulières et normales, ainsi que l'urine, les accès de la fièvre ont cessé, la température est de 38° 2. — J'ai ordonné le carbonate de fer, et tous les deux jours, le tannate de quinine.

*13 septembre.* — Nouveau retour de la fièvre et intensité des symptômes qui l'accompagnent, et de plus la diarrhée.— J'ai ordonné de reprendre le bismuth et le tannate de quinine. La température est de 39° 1.

*25 septembre.* — Tout a cessé depuis quelques jours.— J'ai donné les toniques.

*16 octobre.* — Amélioration évidente ; le malade commence à marcher, la rate s'est cachée au-dessous des fausses côtes, la température est de 37°, bonne disposition, vivacité, et l'appétit très grand pour les alcools et les marrons. L'urine persiste à être fétide, aussi ai-je ordonné l'emploi du fer et de la quinine pendant deux mois.

25 *novembre*. — L'enfant a eu la diarrhée et un peu de fièvre, la soif est inextinguible. J'ai donné le bismuth.

29 *novembre*. — L'état du malade est satisfaisant. J'ai ordonné les toniques et du vin généreux pendant un mois. Guérison (C. Jeannacopoulos, voir *le Galien*, n° 36, p. 150. Athènes, 1879).

**Histoire 6**. — *Forme maligne, gangrène de la bouche.* — M... a perdu ses deux premiers enfants mâles de la maladie endémique des enfants d'Hydra, tandis que les parents semblaient être très sains. Tous les deux commencèrent pendant la première dentition à devenir pâles, à être incommodés d'une fièvre intermittente, à s'affaiblir et à présenter un grand gonflement de la rate ; ils eurent souvent des inflammations au thorax, et furent pendant la durée de la maladie de vrais *dépôts pathologiques* présentant l'ophthalmie, l'otorrhée, la bronchite, la pneumonie, la pleurésie et, en particulier, un épanchement abondant dans le péritoine, et des diarrhées de toute espèce, ainsi que des *abcès froids* à la figure et au cou. Appartenant à une des familles riches, ils furent entourés de beaucoup de soins ; aussi la vie du premier se prolongea-t-elle pendant un an et demi, et celle du second pendant deux ans et demi. Le premier décéda par suite d'une grande dysentérie intervenue, provenant d'un écart gastrique, à l'année 1866 ; le second, d'une pleuro-pneumonie à l'année 1867, après avoir présenté entre autres un gonflement du foie, qui descendait trois doigts au-dessous des fausses côtes, et l'ictère. La rate de tous les deux, vers la fin, s'était tellement gonflée qu'elle remplissait le ventre tout entier.

Le troisième enfant, qui était une petite fille, vers la fin de la première année et après la sortie des dents incisives, continuant d'être jusqu'à cette époque-là sain et mis en nourrice, commença à être incommodé d'une fièvre irrégulière, qui prit ensuite un type quotidien, devint pâle et commença à avoir des évacuations aqueuses. Ces symptômes ont été regardés au commencement comme un effet de la dentition, mais le gonflement de la rate se présenta et dissipa l'illusion. Le traitement régulier commença par le tannate de quinine et les préparations du fer, la bonne nourriture et la promenade ; l'amélioration survint, et la petite fille commença à marcher jusqu'à l'été de 1868, lorsque commencèrent à se présenter l'épistaxis et les pétéchies, et qu'il fut ordonné, outre le traitement tonique, le séjour à une campagne. Mais tout cela ne servit à rien : l'hémorrhagie des gencives et leur ulcération commencèrent, et après elles, à la droite, la gangrène de la bouche, qui dévora peu à peu, en commençant par l'intérieur, toute la joue droite, la peau y comprise ; beaucoup des dents de la mâchoire supérieure et inférieure tombèrent, ainsi qu'un morceau de la dernière ; la peau devint froide, la fièvre cessa, et la petite fille, étant épuisée, mourut au mois d'août de la même année. — Les autres enfants de la même famille n'eurent pas cette maladie (J. Tetzis. Voir *le Galien*, n° 27, p. 5-6. Athènes, 1881.)

# TROISIÈME PARTIE

## La pêche de l'éponge à Hydra et les maladies des plongeurs (1).

Par M. le docteur Jean A. Tetzis (d'Hydra).

Exerçant la médecine depuis trente ans à Hydra, dit M. Tetzis, j'ai eu l'occasion de suivre le développement de la pêche de l'éponge et les maladies des plongeurs ; et comme chez nous et dans le reste de l'Europe, on n'a écrit que peu sur cette matière, j'ai cru que je pourrais ajouter moi-même quelque chose à tout ce que l'on a dit là-dessus, en rassemblant mes observations et en écrivant cette dissertation, que je diviserai en **trois sections** ; dans la *première* j'exposerai comme introduction tout ce qui concerne les commencements et les progrès de la pêche de l'éponge à Hydra ; dans la *seconde* je rapporterai mes observations générales sur les plongeurs qui font la pêche de l'éponge d'après les différentes manières de la faire ; et dans la *troisième* je décrirai les maladies des plongeurs, en y intercalant aussi des histoires de leurs maladies.

(1) Voir en grec le *Galien*, n° 31 etc., 1ᵉʳ août, Athènes, 1881. N. P.

# SECTION PREMIÈRE

## CHAPITRE PREMIER

### Développement de la pêche de l'éponge à Hydra.

Les habitants de l'île d'Hydra, étant appliqués, avant la grande révolution de la Grèce (1821),au commerce maritime, par lequel ils se procuraient de grandes richesses en transportant en Europe, qui était alors en guerre, des céréales et en en apportant des productions coloniales dans l'Orient, ne s'occupaient point de la pêche de l'éponge; de même, pendant toute la durée de la lutte pour l'indépendance de la Grèce, étant tout occupés de la guerre, ils ne se soucièrent point de faire la pêche de l'éponge. Mais après la délivrance de la nation (1828), la paix régnant partout en Europe, leur commerce maritime commença à déchoir pour deux raisons : d'abord les céréales ne rapportaient pas les profits qu'elles donnaient avant la révolution, puis la marine marchande des Européens, ayant été régularisée pendant la paix, commença à visiter l'Orient; d'où il résulta que les marins de l'île d'Hydra furent forcés de s'adonner aussi à d'autres travaux maritimes, entre autres à la pêche de l'éponge.

Bien avant les Hydriotes, les habitants de Kranidion dans le Péloponnèse s'étaient adonnés à la pêche de l'éponge, aussi leur servirent-ils de maîtres en cela. Ce sont surtout les Kranidiotes Démètre Laloussis et Jean Kapétanjean qui, il y a cinquante ans, apprirent aux Hydriotes la manière de faire la pêche de l'éponge; leurs premiers élèves furent les Còstis (Michel et Jean), ancêtres des Tzourdos, commerçants d'éponges aujourd'hui à Hydra. La première manière de faire la pêche de l'éponge que suivirent les Hydriotes, était celle *par le harpon*, qui est facile et sans danger, et peut se pratiquer à toutes les saisons. Ils arrangèrent donc de petits bateaux de pêche en forme de chasse-marée, avec un équipage de trois à cinq hommes, et s'étant procuré de longs harpons, joints les uns aux autres à leur pointe dans le besoin, se mirent à l'ouvrage, d'abord dans les parages voisins de la Grèce, puis dans les grandes îles grecques de Crète, de Chypre, etc., ainsi que dans les rivages de la Turquie d'Europe et celle d'Asie. S'associant par trois ou même plus, les propriétaires des petits bateaux, commencèrent à faire des excursions en vue de la pêche de l'éponge aux époques de l'année convenables à cela, lesquelles commençaient au printemps et se prolongeaient jusqu'à l'automne, lorsque, en s'en revenant, ils transportaient l'éponge à Hydra pour la vendre aux marchands d'éponge de Nauplie dans le Péloponnèse.

Plus tard, voyant les Kalymniens (1) faire la pêche de l'éponge *en se plongeant tout nus dans la mer*, et les marchands préférer l'éponge pêchée de cette manière, attendu que l'éponge saisie par le harpon est souvent fendue par son trident, s'adonnèrent aussi à la pêche faite de cette manière.

On la fait, soit tout simplement, soit à l'aide de la *pierre immersive*. Cette pierre est un morceau oblong de marbre blanc d'un poids d'environ 15 kilos, auquel on attache une longue corde. C'est en tenant ce marbre avec les mains que le plongeur descend rapidement dans le fond de la mer ; alors il le met sous son aisselle gauche et ainsi, marchant librement dans le fond, il saisit de la main droite les éponges, qu'il met dans le sac réticulaire suspendu au devant de son corps. Quand il veut remonter, il laisse le marbre au fond et

(1) Kalymnos, Symé, Léros, sont de petites îles dans l'Orient.

il tire la corde, qu'il tient lui-même au-dessus du marbre, et ainsi il est tiré en haut par ses camarades. Deux plongeurs se plongent dans la mer tour à tour, l'un de la poupe et l'autre de la proue. Mais cette manière, étant plus pénible et dangereuse, ne fut pas de leur goût; aussi ce ne sont que les adultes qui se sont exercés à la pêche de l'éponge par l'immersion nue. Dès lors les petits bateaux portaient deux espèces de pêcheurs d'éponge : ceux qui opéraient par le harpon et ceux qui se plongeaient dans la mer; et le produit de ces deux espèces de pêche de l'éponge était divisé et vendu à des prix différents.

Les pêcheurs d'éponge d'Hydra se bornaient, jusqu'à l'année 1850, à faire cette pêche dans les rivages de la Grèce et de la Turquie; mais, à partir de cette époque, ayant été informés que, dans les parages méditerranéens de l'Afrique, il y avait des éponges en abondance, dans les bas-fonds d'une grande étendue, se décidèrent de se rendre à ces endroits; c'est ainsi que commencèrent les grandes excursions pour la pêche de l'éponge; beaucoup de petits bateaux associés ensemble, comme ils ne pouvaient pas, par leur petitesse, entreprendre sans danger une si longue traversée dans les parages de l'Afrique, frétèrent de plus grands bateaux, qui servirent à leur transport à l'endroit fixé et à y déposer les vivres, l'eau et l'éponge.

Depuis lors ces excursions en Afrique commencent à chaque printemps et se terminent à l'automne, se prolongeant souvent jusque dans l'hiver. Ces excursions ont quelque chose de poétique; car pendant les préparatifs de l'excursion on nomme un chef qui a à ses ordres les capitaines des petits bateaux et les équipages; celui-ci leur distribue les avances qu'on leur fait, et alors les pêcheurs d'éponge qui vont partir, s'adonnent aux amusements et à la danse, après quoi, au jour fixé pour le départ, ils partent au milieu des coups de fusil, après avoir invoqué la protection divine. — En revenant à la fin de leur excursion dans la patrie, ils annoncent de loin leur apparition par des chants et des coups de fusil, et alors leurs proches descendent pour les recevoir au milieu des sons des cloches. Par là les pêcheurs d'éponge se font un caractère tout particulier : ils sont vifs, riants, gais et hardis ; ils portent un habillement particulier et coûteux ; ils ont de l'amour-propre et ne supportent aucune offense ; ils sont laborieux, audacieux, et en général ils ont quelque chose de chevaleresque, et épousent souvent des femmes sans aucune dot.

Dans la suite, imitant les pêcheurs d'éponge des parages de l'Asie-Mineure, les Hydriotes introduisirent aussi chez eux la manière de pêcher l'éponge par la *seine traînante en fer*, ce qui est plus commode dans les parages de l'Afrique. On la fait de la manière suivante : On attache à un sac allongé et réticulaire, à ouverture large, à son bord inférieur un bâton de fer ayant une longueur d'environ 4 mètres et une grosseur de 6 centimètres, et à son bord supérieur on adapte, à une distance de 30 à 40 centimètres, un morceau de bois de la même longueur (30 à 40 centimètres), pour tenir ouvert le sac ; et au milieu du bâton en fer on attache une longue corde, au moyen de laquelle le bâton est tiré par le petit bateau qui la porte.

Ce sac est jeté au fond de la mer, ayant le bâton de fer tourné en bas et le morceau du bois, qui est au bord supérieur du sac, en haut. Il est ainsi tiré après par le petit bateau qui porte cet appareil et qui vogue à pleine voile. Cette sorte de pêche de l'éponge réussit surtout dans les fonds de la mer unis et pas bien profonds. La pêche de l'éponge faite de la sorte peut se faire jusqu'à une profondeur de 100 à 110 mètres.

On a fait un nouveau changement depuis dix-huit ans dans la pêche de l'éponge : on y a adopté les *verres*. Au bout d'un tuyau de cuivre, enduit d'une couche mince d'étain, d'une longueur de 35 à 42 centimètres et d'une largeur de 32 centimètres, on met un verre d'une grosseur de 6 à 10 millimètres ; le pêcheur d'éponge, plaçant ce tuyau dans la mer, cherche l'éponge par le moyen du verre. Ce tuyau sert à débarrasser les pêcheurs d'éponge de la houle de la mer et à leur faire voir le fond d'une manière plus claire. Par ce moyen on peut faire la pêche de l'éponge jusqu'à une profondeur de 22 à 25 mètres. Cette invention a beaucoup facilité la pêche de l'éponge par le harpon, et est devenue très chère aux Hydriotes ; maintenant cent petits bateaux environ s'occupent de la pêche faite de cette manière.

Depuis que l'emploi des *appareils immersifs* fut introduit dans les autres pays qui s'occupent de la pêche de l'éponge, et par lesquels on se procurait de l'éponge meilleure et en plus grande quantité, les Hydriotes même furent forcés, il y a quinze ans, d'introduire chez eux l'emploi de ces appareils, quoique au commencement les pêcheurs d'éponges aient eu quelque peine à entrer dans des scaphandres.

Cet *appareil immersif* est composé :

1° *D'une pompe à presser*, qui introduit, au moyen de deux ou trois *pistons*, l'air dans le *dépôt en fer*, auquel on attache le bout du *tuyau qui porte l'air*. Dernièrement on y a ajouté un autre *dépôt d'air* pour la sûreté du plongeur, au cas où la *machine*, qui sert à presser l'air, serait endommagée ; on a ajouté en outre un *mécanisme* par lequel le dépôt de l'air est constamment mouillé par l'eau de la mer pour rafraîchir l'air qui y est déposé. La machine à presser porte un *manomètre* pour montrer le degré de la pression de l'air.

2° *D'un tuyau portant l'air*, qui est imperméable, et ses

parois ne s'approchent pas; il est composé de *trois* ou *quatre* *morceaux* adaptés à leur bout, dont chacun a une longueur d'environ 12 mètres ; l'un de ses deux bouts est attaché à la pompe à presser, et l'autre au *casque du scaphandre*.

3° *Du scaphandre*, qui est composé : 1° de la *tunique* faite d'un tissu spécial et imperméable, laquelle entoure le corps du plongeur tout entier, des pieds jusqu'au cou, et ne lui laisse que les mains libres dehors ; 2° de la *cuirasse*, qui est en métal, enveloppant le thorax du plongeur, au bord inférieur duquel on attache avec des *vis* le bout de la tunique, et au bord supérieur on adapte le casque ; 3° du *casque de métal*, qui a au devant *trois yeux couverts de verre*, et derrière, un *petit trou* auquel on adapte le tuyau qui y porte l'air, et au côté droit, un *mécanisme* par lequel sort l'air superflu et que les plongeurs appellent *barbara*.

Mais pour faire sortir l'air du casque, on a dernièrement inventé différentes manières, dont on préfère celle par le *pressoir*, que les plongeurs pressant par des mouvements obliques de la tête, règlent l'air qui leur est nécessaire, et ils évitent de faire sortir, par un *gond* et une *soupape*, l'air superflu, ce qui occuperait leurs mains.

Dernièrement, il a été ajouté aussi une *cavité* au casque pour servir de dépôt d'air au plongeur en cas où le tuyau qui porte l'air viendrait à se briser.

L'*immersion* se fait de la manière suivante : après s'être déshabillé, le plongeur s'enveloppe de la tête jusqu'aux pieds d'habits en laine, puis il entre dans la *tunique* du scaphandre ; ensuite ses camarades lui mettent la *cuirasse*, et après cela on lui adapte le *casque*, dont l'un de ses yeux reste ouvert jusqu'au moment de l'immersion ; puis il porte des *souliers particuliers* ayant au-dessous une semelle grosse de plomb, et une culotte ordinaire pour préserver la tunique ; enfin, on lui suspend à la cuirasse deux grands morceaux de plomb, et ainsi préparé, le plongeur descend dans la mer par une petite échelle placée le long du bord du petit bateau en suivant la corde de la *sonde*, après avoir attaché au milieu de son corps, la corde au moyen de laquelle il correspond conventionnellement avec ceux qui sont dans le petit bateau.

Ainsi, la construction des petits bateaux pour la pêche de l'éponge a été modifiée à l'effet de porter l'appareil immersif, et le nombre des hommes qui constituent l'équipage à été porté à dix ou onze, dont deux sont plongeurs, et un autre, qui est appelé le *guide*, tient la corde, à laquelle se suspend le plongeur et au moyen de laquelle celui-ci correspond par des signes convenus avec ceux qui sont dans le bateau ; un autre tient le tuyau qui porte l'air, et il mesure les *brasses* du tuyau plongées dans la mer. Il faut noter en passant que les Hydriotes ne regardent pas le manomètre, mais la longueur du tuyau plongé dans la mer, qu'on mesure aux brasses. Deux hommes de l'équipage nettoient et déposent l'éponge qu'on a prise, et deux des autres tournent les *roues* de la machine qui presse l'air ; quant aux autres, ils tiennent les rames, étant prêts à remplacer ceux qui sont exténués de fatigue à force de tourner les roues. Les Hydriotes plongent ordinairement à une profondeur de 25 mètres, et demeurent au fond d'une demi-heure jusqu'à trois, et rarement pendant six heures, en faisant beaucoup d'immersions dans la journée; ils descendent parfois jusqu'à une profondeur de 35 mètres, mais pour quelques minutes seulement. — Les machines anglaises sont préférées aux machines françaises à Hydra, parce qu'elles semblent être plus solides, qu'elles apportent plus d'air au plongeur, et qu'elles sont meilleures pour la conduite de l'air, qui se fait difficilement dans les grandes profondeurs.

Aujourd'hui les Hydriotes ont environ quarante machines

immersives. Au commencement arrivèrent beaucoup de malheurs aux plongeurs, parce qu'ils n'en connaissaient pas l'emploi ; mais à présent, instruits par l'expérience, ils suivent certaines règles, dont nous parlerons plus loin, et par le moyen desquelles ils évitent les maladies. Enfin nous remarquons que les Hydriotes n'aiment pas beaucoup l'emploi des machines immersives, tant à cause des malheurs qui arrivent qu'à cause de la grande dépense qu'il faut pour se les procurer et pour s'en servir ; ils préfèrent la pêche de l'éponge faite par les tuyaux à verre et par le harpon.

Voilà quelle a été l'origine de la pêche de l'éponge et ses progrès à Hydra ; elle est aujourd'hui une des principales professions des habitants de cette île ; elle occupe environ huit cents hommes aux quarante machines immersives, aux cent petits bateaux pour la pêche de l'éponge par le harpon, aux vingt petits bateaux pêcheurs par la seine de fer traînée, et aux navires qui servent au transport des petits bateaux et au dépôt de vivres, etc. On pêche, chaque année, de 50 à 60,000 kilos d'éponge, d'une valeur d'environ 800,000 fr. Il y a déjà des commerçants d'éponge indigènes à Hydra, et quelques maisons européennes y ont leurs correspondants ; il n'est pas rare de voir aussi des commerçants d'éponge européens et de leurs employés visiter l'île.

# SECTION II

## CHAPITRE II

**Observations générales sur les plongeurs qui font la pêche de l'éponge d'après les différentes manières de la faire.**

Je viens maintenant exposer, après ce récit historique sur l'origine et les progrès de la pêche de l'éponge à Hydra, ce que j'ai remarqué d'important dans les plongeurs qui se livrent à cette pêche faite de tant de manières différentes.

Je n'ai rien autre chose remarqué dans la pêche faite par le harpon (sans tuyau à verre), si ce n'est que les organes des sens se fortifient par l'exercice ; la vue de ceux qui travaillent de la sorte par le harpon se fortifie tellement que les pêcheurs de l'éponge peuvent distinguer jusqu'à une profondeur de 13 brasses marines l'éponge et son espèce ou sa qualité, et qu'ils la saisissent en dirigeant le trident du harpon à l'endroit où l'éponge est attachée au fond de la mer pour ne pas la déchirer.

J'ai remarqué dans ceux qui opèrent par le harpon et les tuyaux à verre, d'abord que la vue s'affaiblit par l'usage de ces tuyaux, car ceux qui distinguaient auparavant, sans ces tuyaux, à une grande profondeur, l'éponge et sa qualité, habitués maintenant à l'emploi des tuyaux à verre, ne peuvent sans eux distinguer l'éponge, pas même à la moindre profondeur ; puis, qu'il se produit, dans ceux qui se servent pendant longtemps de ces tuyaux à verre, une espèce de mal provenant de la pression continue des hypochondres ou de l'épigastre sur les bords des parois du petit bateau, le pêcheur de l'éponge s'inclinant continuellement pour introduire le tuyau à verre dans la mer ; c'est ainsi qu'il survient peu à peu un écrasement permanent des muscles et des nerfs qui, avec le temps, produit une sensation de pression et une douleur à ces régions, restreinte au cercle d'un diamètre de 10 centimètres ; peu à peu cette sensation de la douleur empêche la respiration ; le malade se plaint d'avoir de la peine à faire la digestion et demande à consulter le médecin. Pour s'en guérir, il n'a qu'à cesser son ouvrage et à employer les onctions narcotiques ; les ventouses scarifiées et les sangsues y sont aussi utiles parfois.

Je n'ai pas remarqué d'autre chose dans ceux qui plongent sans le scaphandre que des épistaxis fréquentes, des bourdonnements des oreilles, qui vont quelquefois jusqu'à la surdité, et rarement des engourdissements des membres. Les Kalymniens, qui restent plus longtemps sous l'eau et plongent à une plus grande profondeur de 30 brasses, disent qu'ils sentent « les mêmes *attaques* » à un moindre degré que ceux qui plongent dans la mer avec un scaphandre, c'est-à-dire des douleurs et de l'engourdissement aux membres, et de la peine à uriner.

Je n'ai rien à dire sur les pêcheurs d'éponge qui en font la pêche avec la seine en fer traînée. — Je dis seulement que, par ce moyen, on prend souvent des éponges énormes, dont le poids de chacune, après avoir été nettoyée, est de 3 kilos et plus. Ces éponges prodigieuses se développent dans les grandes profondeurs (jusqu'à 100 brasses), où elles sont prises par le moyen de la seine ; mais le tissu et la consistance de ces éponges pêchées dans les grandes profondeurs sont peu serrés, aussi leur valeur est-elle, dans le commerce, moindre que celle des éponges pêchées dans des profondeurs moindres, et, par conséquent, ces grandes éponges se conservent moins de temps.

Depuis que les machines immersives ont été introduites dans la pêche de l'éponge, on remarque aussi de nouvelles causes de mort, comme il arrive souvent dans les premières inventions des arts ; beaucoup sont morts dans le scaphandre ou aussitôt qu'ils en sont sortis ; d'autres, ayant été affectés des maladies des plongeurs, sont morts peu de jours après, ou s'ils ont échappé à la mort, on les voit marcher appuyés sur des bâtons, d'une manière particulière qui est celle de ceux qui sont affectés de l'ataxie locomotrice ; d'autres, ayant été affectés des maladies des plongeurs, ont été guéris et continuent d'exercer leur profession de plongeur.

# SECTION III

## CHAPITRE III

### Maladies des plongeurs.

Ayant fait bien des observations sur les plongeurs Hydriotes, Kranidiotes, Hermioniens et Kalymniens, et ayant sous les yeux les conclusions que j'ai tirées de ma société de tous les jours avec des pêcheurs de l'éponge et des plongeurs que j'ai questionnés souvent sur la manière dont ils plongent dans la mer et sur ce qui leur arrive, je viens les exposer en les divisant en *deux catégories* ou *articles* en ce qui regarde les accidents qui leur arrivent soit *dans le fond de la mer*, soit *après leur montée.*

ARTICLE PREMIER. — **Accidents qui arrivent aux plongeurs dans le fond de la mer.** — D'abord je remarque que jamais il n'est rien arrivé à un plongeur dans le fond de la mer, lorsque la machine était bonne et non endommagée ; seulement quand les plongeurs travaillent à une grande profondeur ou qu'ils se remuent et qu'ils se baissent violemment, ou qu'ils marchent contre le courant de l'eau de la mer, ou qu'ils prolongent beaucoup leur séjour dans le fond, ils ressentent de la fatigue, de l'oppression, la dyspnée, dont ils sont forcés de tenir leur bouche ouverte, et du trouble dans la vue. Ils se débarrassent de tous ces maux en montant à une moindre profondeur ou en se faisant monter à la surface de la mer. Quelquefois, lorsqu'ils se baissent beaucoup et avec peine, ou qu'ils cherchent constamment quelque objet dans le fond, des *épistaxis* légères avec bourdonnements dans les oreilles leur surviennent. En outre, lorsqu'ils plongent à une grande profondeur, ou qu'ils répètent bien des fois dans le même jour leurs immersions, ils ont le *prurit* sur toute la surface du corps, lequel augmente par le frottement; ils ressentent surtout une grande démangeaison à la moitié inférieure du corps, et surtout au scrotum, où elle devient très gênante; c'est pourquoi, pour éviter ce désagrément, on met autour du scrotum de petits coussins.

Il arrive ordinairement que les plongeurs meurent dans le fond de la mer de l'*asphyxie*, provenant de l'interruption de l'introduction de l'air dans le scaphandre, et leur mort ressemble aux autres morts sous l'eau; or cela arrive lorsque le tuyau conduisant l'air vient à se casser, d'où il survient immédiatement la mort; il arrive la même chose, lorsque la machine à presser est endommagée, par exemple, lorsque son axe est brisé, ou que ses vis sont déplacées, ou que les pistons sont endommagés, et en particulier le cuir qui enveloppe les bouts des pistons; alors l'air s'échappant produit un sifflement, que le plongeur même entend dans le fond de la mer, et le mieux exercé des plongeurs distingue en outre quel est celui des trois pistons qui est endommagé, et il le dit en montant; et que de la sorte il arrive que l'introduction de l'air dans le tuyau cesse complètement ou qu'il est insuffisant. Quand le tuyau qui porte l'air est brisé, les hommes qui sont dans le petit bateau, se troublent et tirent vitement en haut le plongeur, sans faire attention à l'élévation graduelle de la pression par la montée réglée, et ainsi les malheureux plongeurs, dans ce cas, courent deux dangers : d'abord celui qui vient de l'interruption de l'air par le brisement du tuyau portant l'air, et puis celui qui vient de l'élévation rapide de la pression dans leur montée ; par conséquent, si les plongeurs ont le bonheur d'être tirés en haut vivants, respirant l'air qui est dans le dépôt du casque, ils trouvent la mort en tombant dans les plus grandes maladies des plongeurs, qui viennent de l'élévation rapide de la pression.

Lorsque la machine à presser est endommagée, alors, comme l'interruption de l'air n'est pas complète, puisqu'il y en a de réservé dans le dépôt de la machine à presser, le plongeur peut respirer pendant quelques minutes et être tiré en haut vivant.

On remarque dans le plongeur mort de la sorte au fond de la mer par l'interruption de l'entrée de l'air, une tête prodigieusement gonflée et d'une couleur bleu noirâtre. Un pêcheur d'éponge m'a raconté qu'il avait vu une tête de plongeur (D. T...) mort dans le fond de la mer par l'interruption de l'introduction de l'air, tellement gonflée qu'il a fallu couper la tête pour enlever la cuirasse et le casque du scaphandre.

Les autres accidents pouvant mettre en danger la vie du plongeur dans le fond de la mer sont les suivants : le détachement du casque de la tête du plongeur, qui arriverait soit par négligence quand on le lui met, soit par les défauts de sa façon ; alors, si le plongeur, tenant sa respiration, ne fait pas signe qu'on le monte, il peut être noyé ; si l'air entre dans la partie inférieure du scaphandre, le corps du plongeur se retourne les pieds en haut, et alors celui-ci fait signe qu'on le tire en haut, et il est sauvé; autrement il monte parfois malgré lui à la surface de la mer, et le casque peut frapper le petit bateau et le plongeur ressentir un ébranlement général, avoir des bourdonnements dans les oreilles et des vertiges, mais il ne court aucun danger; si dans le fond de la mer les tissus de la tunique du scaphandre sont brisés, l'eau y entre, et le plongeur sent du froid, et il est prédisposé aux affections hémorrhagiques après sa montée; mais l'air du scaphandre empêche l'eau de monter bien haut, et le plongeur est tranquillement tiré dehors; enfin lorsque la soupape par laquelle l'air sort du scaphandre, ne permet pas à l'air de sortir de manière à ce que le plongeur puisse rester dans le fond, le scaphandre se remplit d'air, et le plongeur monte involontairement à la surface de la mer; souvent lui-même ferme la soupape par un mouvement oblique de sa tête à droite, et il se trouve immédiatement à la surface de la mer. Lorsque le plongeur fait inconsidérément de grands sauts dans le fond de la mer, il peut provoquer non seulement une secousse générale du corps, mais aussi le brisement du tuyau qui apporte l'air, ce qui amène immédiatement la mort.

ARTICLE II. — **Accidents qui arrivent aux plongeurs après leur montée**. — A la sortie de la mer du plongeur, on lui ôte immédiatement le casque et on lui couvre la tête d'un habit épais; s'il se sent bien, il demande ordinairement à fumer ou à boire du rhum ou du vin; il a soif, mais il évite par précaution de boire de l'eau « pour ne pas être affecté *de la maladie des plongeurs*; » il mange peu de pain et de fromage, reste dans le scaphandre pendant quelque temps, respirant l'air libre de l'atmosphère, et se prépare à une nouvelle immersion. Il survient souvent au plongeur des vomissements soit immédiatement après sa montée soit quelques heures après, même sans avoir l'estomac chargé ; il ressent alors des douleurs à la région précordiale, et il interrompt pendant quelques heures ses immersions.

Mais si, au contraire, il a immédiatement après l'enlèvement du casque une soif inextinguible, des vertiges, des douleurs, des engourdissements aux membres supérieurs ou inférieurs et aux lombes, alors il dit aussitôt qu'il n'est pas bien, et demande à être déshabillé ; souvent même tandis qu'il parle, il a des vertiges, ne sent rien, ses yeux se ferment, sa langue sort de sa bouche, le teint de son visage devient pâle, et s'il ne reprend pas ses sens par les moyens ordinaires que lui fournissent ses compagnons, en lui donnant à avaler du vin chaud, du beurre et du poivre et en lui faisant sur tout le corps des frictions avec du vinaigre chaud, sa tête se gonfle, la cyanose survient, ses lèvres et ses paupières se gonflent énormément, et la mort arrive. Lorsque le plongeur revient à lui par les moyens dont nous venons de parler ou bien de lui-même et qu'il recouvre ses sens, alors il lui survient ce qu'on appelle *le mal des plongeurs*, qui se présente sous les différentes *formes* ou *degrés* suivants.

La *maladie* dont sont affectés ceux qui entrent dans les scaphandres, aussitôt qu'ils sont sortis de la mer et que le casque est ôté de leur tête, se présente sous **quatre degrés** différents, que les pêcheurs d'éponge nomment en général **attaques**, en les divisant en *petites* et *grandes*.

**1. Premier degré**. — Ce degré (les *petites attaques*) consiste en congestions passagères du cerveau et de la moelle épinière. Celui qui en a été affecté, après l'enlèvement de son casque, tousse un peu comme s'il avait quelque crachat à la gorge ; ses compagnons, en l'entendant tousser, en présument qu'il va être attaqué du mal des plongeurs ; il dit qu'il ne se sent pas bien, qu'il lui semble qu'il en sera attaqué, demande qu'on lui enlève son costume, et du vin chaud, mais aussitôt la lipothymie lui survient, dont il revient bientôt par les frictions et les soins de ses camarades ; aussitôt qu'il a repris ses sens, il se plaint d'avoir des douleurs fortes dans les omoplates, les lombes et les membres supérieurs et inférieurs, et des engourdissements ; ces douleurs s'en vont d'elles-mêmes quelques heures après, et plus elles sont fortes, plus elles se passent vite ; plus elles sont légères, plus elles tardent à s'en aller, et elles indiquent une congestion plus forte ; aucune paralysie ne survient dans ce premier degré de la maladie, ni rétention de l'urine, ni inertie du rectum. Cette affection est très fréquente, et aucun de ceux qui plongent dans la mer pendant bien des années n'y échappe ; beaucoup de ceux qui ont été affectés de cette maladie à ce degré, ont ces petites douleurs d'une manière permanente aux membres et des anesthésies locales bornées à ces parties, et en particulier aux jambes et aux grands doigts des pieds, ainsi qu'une certaine parésie de la vessie ; il leur survient peu à peu une anémie amenant une atonie générale.

Pour s'en guérir, les malades n'ont point recours aux médecins, mais ils se font faire les frictions irritantes ordinaires avec du vinaigre chaud, dans lesquelles ils ont plus de confiance que dans les moyens de la science ; ils ont laissé de côté depuis longtemps les frictions par les essences camphrées et ammoniacales comme nuisibles. Si la douleur est quelque part plus forte et persistante, ils y appliquent des feuilles de tabac mouillées dans de l'eau-de-vie chaude, qu'ils regardent comme un remède spécial. Si les douleurs durent pendant quelques jours, alors, puisque dans leurs idées les dou-

leurs sont « des *attaques* locales, » ils entrent de nouveau
dans l'appareil immersif, afin que « les nerfs attaqués soient
dégagés par la sueur, » et souvent ils s'en guérissent. —
Toutes les fois que ces malades m'ont consulté, je leur ai
donné le conseil utile d'appliquer des ventouses scarifiées à
la partie correspondante de la colonne vertébrale et des vésicatoires volants, de se faire des frictions irritantes dans les
parties souffrantes et engourdies, et de ne plus entrer dans le
scaphandre, parce que j'ai regardé ce premier degré comme
le précurseur d'une affection plus grave, s'ils continuaient les
immersions. — Je rapporte ici trois *histoires* de personnes
qui ont eu la maladie à ce degré.

D. F..., Hydriote, âgé de vingt-sept ans, plongeant dans la mer
depuis sept ans avec le scaphandre, n'avait rien souffert; mais au
mois d'avril de l'année 1879, étant de retour d'une excursion faite
pour pêcher l'éponge, me consulta sur les douleurs qu'il sentait à
la région postérieure du thorax et qui empêchaient sa respiration,
après m'avoir raconté qu'à sa dernière excursion pêchant à une
profondeur d'environ 20 brasses marines, il avait eu, quand il fut
sorti de la mer, après l'enlèvement du casque, un petit vertige,
qu'ensuite il sentit des douleurs aux omoplates et aux membres, et
que déjà les autres douleurs s'étaient passées, mais les douleurs
dans les parties postérieures et supérieures du thorax persistaient,
empêchant la respiration; aussi retourna-t-il dans le pays huit jours
après avoir été affecté de la maladie pour soigner sa santé. Ne lui
ayant trouvé aucun autre phénomène de maladie, je lui ai conseillé
de se faire appliquer des ventouses scarifiées le long des vertèbres
dorsales, et des vésicatoires volants; s'en étant rétabli, il continue
jusqu'à présent son travail de plongeur.

B. D.... de Kranidion, âgé de vingt-six ans, exerçant la profession
de plongeur depuis trois ans, vint me consulter le mois d'avril dernier sur l'affaiblissement qu'il se sentait; il était pâle et évidemment
anémique. Il me raconta qu'il avait été attaqué deux fois légèrement
et de la même manière pendant qu'il exerçait sa profession, et qu'en

travaillant à une profondeur d'environ 24 brasses, il avait senti, en se baissant pour prendre des éponges, une douleur très forte à la région lombaire, et il fit immédiatement signe qu'on le tirât de la mer; aussitôt qu'on lui enleva le casque, il fut pris de la lipothymie et perdit les sens: quand il revint à lui, il sentait aux lombes des douleurs, mais il remuait librement les membres supérieurs et inférieurs du corps, ne sentant que dans ces parties des douleurs légères et de l'engourdissement; tout cela disparut après une interruption de quelques jours des immersions sans le secours de la médecine, et après il continua son ouvrage, ne sentant plus qu'une atonie générale et de la fatigue dans ses mouvements. Je lui ai conseillé d'employer le quinquina et le fer, et de cesser les immersions, mais il partit pour aller faire la pêche de l'éponge.

Le nommé **K. M....** d'Hydra, âgé de trente-cinq ans, faisant des immersions avec le scaphandre depuis neuf ans, vint me dire le mois de mars dernier qu'il ne pouvait pas retenir son urine; il me raconta que souvent, pendant qu'il faisait son ouvrage, il avait eu ce qu'on appelle les *petites attaques*, c'est-à-dire, qu'il avait eu, après l'enlèvement du casque, des vertiges, et puis, des douleurs et de l'engourdissement aux membres supérieurs et inférieurs, pour lesquels il ne fit aucun usage des moyens de la médecine, mais qu'il a continuellement maintenant, par suite de la répétition de l'attaque, des douleurs et des engourdissements aux membres, et des anesthésies locales et bornées seulement aux jambes, dont il ne se souciait point: mais qu'il était gêné de ce que l'urine lui échappait pendant qu'il marchait et de ce qu'il avait souvent besoin d'uriner, surtout pendant la nuit; il m'ajouta que dans le scaphandre son urine s'échappait sans qu'il s'en aperçût. Je lui conseillai de cesser son travail et de prendre les toniques ; maintenant il se trouve dans les parages de l'Afrique, où il fait des immersions.

**2. Deuxième degré**. — Ce degré est appelé ordinairement *paraplégie des plongeurs*, et il consiste en une hémorrhagie de la partie inférieure (dorsale et lombaire) de la moelle épinière. C'est l'affection la plus ordinaire et la plus commune des plongeurs. Le plongeur ne sent d'ordinaire

rien au fond de la mer ; les premiers symptômes de l'affection apparaissent quand il est tiré de la mer, après l'enlèvement du casque, sous l'influence de l'atmosphère : d'autres fois
cependant il sent, étant au fond de la mer, une très forte
douleur aux lombes, il lui semble en quelque sorte avoir reçu
un coup pendant qu'il se baisse pour saisir une éponge, et
aussitôt il fait signe qu'on le tire de la mer ; à d'autres, quand
ils sont sur le point d'être attaqués de cette affection au fond
de la mer, la vue se trouble (ce qui leur arrive surtout lorsqu'ils sont à la poursuite de quelque objet), et ils font signe
qu'on les fasse monter. Aussitôt qu'on ôte au plongeur affecté
de la maladie le casque, il tousse, il dit qu'il n'est pas bien,
qu'il a des vertiges, et demande qu'on lui enlève le costume ;
en parlant, il perd les sens, ses yeux se ferment, la langue lui
sort de la bouche, le teint de son visage devient pâle, et il
penche la tête malgré lui ; mais une demi-heure jusqu'à deux
heures après, le malade recouvre peu à peu les sens, et alors,
s'efforçant de remuer les membres inférieurs, il trouve
qu'ils sont paralysés, qu'ils restent complètement immobiles, et la sensation est ou entièrement perdue ou elle
reste seulement vers les parties des cuisses qui sont près
du tronc ; il n'y a pas de douleurs aux lombes ; puis survient la rétention complète de l'urine par suite de la paralysie
de la vessie ; le malade, alors, a recours au cathétérisme, que
lui font souvent ses camarades ayant avec eux des sondes ;
s'ils sont près d'une ville, ils ont recours au médecin ; si le
cathétérisme n'est pas fait à propos, la vessie, se remplissant
d'urine, dépasse l'hypogastre, et s'il tarde beaucoup à se
faire, l'urine commence, par suite de la grande tension de la
vessie, à sortir de l'urèthre goutte à goutte ; souvent le premier jour il n'y a pas d'urine dans la vessie. La constipation
est au commencement persistante par suite de la parésie du

rectum, de sorte qu'elle rend nécessaire l'emploi des purgatifs; mais ensuite la diarrhée lui succède, et le malade ne
sent point ses évacuations; le pouls est normal, ce n'est que
dans les premiers jours qu'il est dur, fort et plein; le vertige
se passe en vingt-quatre heures, mais les malades continuent,
dans les premiers jours, de se plaindre « d'un éblouisse-
ment; » l'appétit existe au commencement, mais après, une
anorexie persistante lui succède; les autres fonctions du corps
se font normalement. D'ordinaire, les malades sentent aussi
dans les premiers jours de leur maladie des douleurs légères
au thorax et aux membres supérieurs et même une parésie
de ces membres et des engourdissements, qui se passent
vite.

Souvent il n'arrive que la *parésie* des membres inférieurs
et de la vessie, et alors le malade remue les membres inférieurs dans le lit, mais il ne peut point se tenir debout et marcher; l'urine tantôt sort normalement, et tantôt par la sonde,
la maladie alors est très légère et se guérit vite.

Cette parésie peut se présenter sous *deux formes* : dans la
*première* qui est la plus légère, la parésie se borne seulement
aux membres inférieurs et elle ne lèse pas la vessie, l'urine
sortant normalement. Dans la *seconde*, la parésie prend aussi
la vessie, et l'urine sort tantôt normalement et tantôt par la
sonde. — On remarque aussi dans la parésie des *anesthésies
locales* aux jambes et aux grands doigts des pieds, et l'inertie
du rectum.

Telle est la parésie qu'ont présentée les deux plongeurs
suivants :

N. T..., d'Hydra, âgé de quarante et un ans, exerçant la profession
de plongeur depuis treize ans, se plongea dans la mer au mois de
juin de l'année 1878 sept fois dans le même jour à une profondeur
de 27 brasses ; quand il en fut sorti, dans sa dernière immersion, il

se sentit bien au commencement et fuma une cigarette ; mais bientôt il se sentit mal, et après un quart d'heure sa vue se troubla et il
ne pouvait parler, tandis qu'il entendait tout ce qui se disait autour
de lui ; il fit signe qu'on le déshabillât et qu'on lui fît les frictions
ordinaires, puis il dormit pendant six heures, et quand il se réveilla
il tâcha de se lever, et il vit qu'il ne pouvait pas se tenir debout,
tandis que dans sa couche il remuait les membres inférieurs et con-
servait la sensation sur toute la surface des membres inférieurs ex-
cepté dans les grands doigts des pieds, qui jusqu'à présent ont perdu
leur sensation ; l'urine sortait normalement. Trois jours après survint, sans aucun autre traitement que les frictions ordinaires, une
amélioration, et le septième jour de sa maladie il marchait pas
mal, et le neuvième il entra de nouveau dans le scaphandre ; depuis
lors il continue de faire des immersions sans que rien de grave lui
arrive.

L'autre plongeur S. S..., de Kalymnos, âgé de vingt-sept ans, faisant des immersions avec le scaphandre depuis sept ans ; s'étant
plongé dans la mer près d'Hydra au mois de novembre de l'année 1877
à une profondeur de 32 brasses, où, à ce qu'il m'a dit, il trouva une
fosse contenant une multitude d'éponges, demeura longtemps au
fond de la mer par avidité ; quand il remonta, après l'enlèvement du
casque, il eut un peu de vertige et une tendance à la lipothymie ; il
dit qu'il n'était pas bien, et il demanda qu'on le déshabillât ; alors,
ayant remarqué qu'il ne pouvait pas remuer librement ses membres
inférieurs, ses compagnons se mirent à lui faire les frictions ordinaires avec du vinaigre chaud, et le transportèrent dans la ville.
L'ayant immédiatement visité, j'ai trouvé que tout en étant bien portant quant au reste, il sentait une douleur aux lombes, avait encore
de la peine même dans le lit à remuer librement les membres inférieurs, et il avait des anesthésies locales aux jambes ; néanmoins,
tous les mouvements, bien qu'avec quelque peine, se faisaient dans
le lit, mais il ne pouvait pas se tenir debout. Les contractions de la
vessie continuaient de se faire en partie, aussi une partie seulement
de l'urine sortait-elle normalement, et la plupart restait dans la vessie, de sorte que je fus forcé d'employer la sonde chaque jour au
commencement pour que sa vessie fût complètement évacuée ; et
comme le rectum était dans l'inertie, j'ordonnai qu'on donnât au

malade un purgatif, en recommandant en outre l'application des ventouses scarifiées aux lombes et des frictions irritantes aux membres inférieurs. L'état du malade commença peu à peu à s'améliorer, et au bout de dix jours, l'urine sortait normalement, et le malade marchait dans la chambre en s'aidant d'un bâton; au bout de trente jours, pendant lesquels il faisait usage du quinquina, il sortit de la maison, et depuis lors il continue de faire son ouvrage de plongeur.

La *paraplégie*, à proprement parler, prend *trois tournures* différentes :

1° *Celle de la guérison*. — Au bout de vingt à quarante jours du commencement de la maladie, les membres inférieurs commencent à recouvrer le mouvement et la sensation ; et d'abord c'est le membre inférieur droit qui commence à se remuer par son grand doigt que suivent les autres, puis le genou se fléchit, et enfin se remuent les muscles des cuisses ; la sensation, au contraire, revient de haut en bas, soit en même temps que le mouvement, soit quelques jours après, soit même au bout de vingt à trente jours à commencer du mouvement des doigts ; souvent il reste de petites surfaces des membres qui n'ont aucune sensation. Le malade reprend entièrement les mouvements des membres inférieurs et commence à marcher en s'aidant de béquilles que plus tard, au bout d'environ trois mois, il quitte. Pourtant beaucoup de malades continuent de marcher avec peine et ne cessent pas de faire usage de béquilles. La sortie de l'urine se fait peu à peu normalement; le malade commence d'abord par sentir l'urine qui sort; et cela arrive aussitôt que le mouvement des membres inférieurs commence ; puis il sort par les contractions forcées de la vessie que fait le malade, une petite quantité d'urine qui augmente tous les jours, et alors le cathétérisme aide seulement à l'évacuation de l'urine qui reste, afin que celle-ci, continuant de rester dans la vessie, n'y provoque pas d'inflammation ; aussitôt le mouvement des membres inférieurs revenu, l'écoulement normal de l'urine recommence. Pendant bien des années après s'être rétablis, les malades sentent de l'engourdissement aux membres inférieurs, en particulier vers le soir et lorsque la fraîcheur est sensible, et une faiblesse de la vessie, par suite de laquelle souvent l'urine leur échappe pendant qu'ils marchent, ou dans les scaphandres, s'ils y entrent de nouveau. En même temps les évacuations commencent aussi à devenir régulières ; la diarrhée diminue, et le malade commence à sentir les évacuations, qui avec le temps reviennent et se font normalement. Mais ordinairement il reste aux malades une certaine anesthésie dans les membres et une irrégularité dans les évacuations. Plus tard, avec le retour de ces fonctions revient aussi l'appétit, et ainsi peu à peu le rétablissement du malade devient complet. — Nous rapportons ici l'histoire suivante d'un malade.

E. Th. d'Hydra, âgé de vingt-trois ans, très hardi, s'étant adonné, il y avait huit mois, à la profession de plongeur, et à l'excursion de l'été de 1879, après un excès gastrique, s'étant plongé dans la mer le long de l'îlot Saint-Georges, près d'Hydra, avait été attaqué de l'affection légère (la *petite attaque*); il eut des douleurs aux omoplates et aux membres, et de l'engourdissement, et après un repos de deux jours et l'emploi des frictions ordinaires, il continua son ouvrage de plongeur jusqu'au 7 du mois de novembre 1879, lorsque je le visitai affecté d'une paraplégie. Il me raconta que trois heures auparavant, s'étant plongé de nouveau dans la mer après un excès gastrique, à la distance d'une demi-heure du port d'Hydra, à une profondeur de 17 brasses, après en être sorti, il eut, quand on lui enleva le casque, le vertige et perdit les sens ; ses camarades le déshabillèrent immédiatement et lui firent les frictions ordinaires; lorsqu'il revint à lui, après une heure et demie, il remarqua qu'il ne pouvait point remuer les membres inférieurs, et leur dit de l'amener dans la ville. Je le visitai à l'instant : il n'avait pas de vertige, il avait de petites douleurs aux membres supérieurs et de l'engourdissement ; ses membres inférieurs avaient perdu tout à fait et la sensation et le mouvement; la vessie était vide, et la sonde ne fit sortir pas même une goutte d'urine; il n'avait pas perdu le courage; ses compagnons lui avaient fait des frictions si fortes avec du vinaigre chaud, que toute la peau était rouge, et ils lui avaient couvert le corps de couvertures épaisses en laine qui avaient provoqué une grande transpiration, et ils préparaient, pour le chauffer encore, un brasier. J'ordonnai immédiatement des ventouses scarifiées aux lombes et des sinapismes aux membres, et dans la matinée du jour suivant un purgatif; la vessie ne se remplit d'urine que vingt-quatre heures après l'attaque, lorsque je continuai de faire le cathétérisme deux fois par jour; les ventouses furent répétées encore deux fois pendant les quatre premiers jours, le malade étant robuste ; il lui fut ordonné de prendre du bouillon de viande; toutes les autres fonctions étaient normales. Le cathétérisme continuait de se faire pendant quinze jours, deux fois par jour, ainsi que les lavements pour dégager le ventre. Après cela, il commença à prendre pendant une semaine l'iodure de potassium, puis on lui donna les toniques, le quinquina, etc. Le vingtième jour à partir de l'attaque, il commença à remuer les doigts du pied droit et à sentir l'urine ; depuis lors, le mouvement des membres augmentait tous les jours et la sensation revint, et les contractions de la vessie survinrent ; le malade sentait aussi les évacuations qu'il faisait et qu'il ne sentait pas jusqu'alors. Aucun signe de gangrène par le coucher et de cystite ne parut; le malade avait de l'appétit, et il lui fut ordonné de prendre des aliments nourrissants avec du vin. Trente-cinq jours après à partir de l'attaque, il commença à marcher dans la chambre avec des béquilles : il prenait alors l'extrait de noix vomique. Le 25 décembre, il sortit de la maison appuyé sur des béquilles, et le quatre-vingtième jour à partir de l'attaque, il entra de nouveau dans l'appareil immersif; il avait recouvré entièrement le mouvement de la jambe droite, mais il se sentait la jambe gauche lourde. Depuis lors il continue, malgré mes conseils, de travailler dans le scaphandre, et est aujourd'hui le plongeur d'Hydra le plus brave et le plus laborieux, en plongeant dans de grandes profondeurs, sans que rien ne lui soit arrivé depuis lors.

2° *Celle de la gangrène par le coucher à la région du sacrum et aux fesses.* — Du peu de vitalité de ces régions, provenant de la paralysie et du coucher prolongé du malade et de la peine qu'il a de changer de place, ainsi que de la malpropreté, qui est la suite de l'anesthésie du malade à uriner et à aller à la selle, survient la gangrène suivant sa marche ordinaire; c'est un des effets les plus ordinaires chez ceux qui sont affectés de la paraplégie. La peau devient rouge, puis elle s'ulcère; la gangrène, alors, ronge toutes les parties molles et dépouille les os, qui sont dessous. Ainsi se produisent de grandes surfaces ulcérées qui sécrètent du pus en grande quantité et de mauvaise qualité, et répandent une odeur très fétide; l'appétit diminue par suite de tout cela, la fièvre vient avec des frissons, la faiblesse fait des progrès, la septicémie se présente et la mort survient. Il arrive très rarement que les ulcérations qui commencent se cicatrisent par le traitement ordinaire et que le progrès de la gangrène soit prévenu. — Telle est la gangrène par le coucher qui est arrivée au malade suivant :

J. Z... d'Hydra, âgé de vingt-cinq ans, s'étant plongé trois fois de suite dans le golfe Argolique, le 26 décembre 1876, à une profondeur de 15 brasses, commençant alors pour la première fois l'ouvrage du plongeur, fut attaqué de la paraplégie, aussi fut-il transporté à Kranidion du Péloponnèse, où il demeura vingt jours et où lui furent donnés les premiers soins. Je le visitai, quand il fut transporté ici, le 16 janvier 1877; il me raconta qu'étant remonté du fond de la mer, après l'enlèvement du casque, lui survint la lipothymie et qu'il perdit les sens; étant revenu à lui, il vit ses membres inférieurs paralysés. Je l'examinai et je vis que ses membres inférieurs étaient paralysés et avaient perdu le mouvement et la sensibilité; la vessie était complètement paralysée et le rectum n'agissait plus; les autres fonctions du corps étaient normales. Comme, étant loin de son pays, il n'était pas convenablement soigné, la peau à la région du sacrum avait commencé à devenir rouge ; j'attirai immédiatement l'attention de ses proches sur cela, en ordonnant des couches convenables, des changements fréquents de position et des lavements de cette région avec de l'eau de Goulard et avec de la décoction de quinquina ; des toniques à l'intérieur et une nourriture tonique et du vin ; il est inutile de dire que je le sondais deux fois par jour et que je provoquais des évacuations par des lavements. L'état du malade s'améliora par ces soins, la peau à la région du sacrum revint à son état normal, et le malade sembla pendant quelque temps marcher à la guérison. Il commença alors à sentir l'urine et à remuer les doigts des pieds ; il semblait qu'il allait recouvrer entièrement le mouvement et la sensation des membres inférieurs ; mais malheureusement il était pauvre et ne pouvait pas suffire aux dépenses ; aussi continuait-il exactement le traitement médical, mais dans la maison il n'y avait pas les personnes qu'il fallait pour l'aider à changer souvent de position, ni les moyens pour avoir la propreté nécessaire dans sa couche, etc.; par conséquent au mois de mars se présentèrent de nouveau les symptômes de la gangrène par le coucher, très intenses ; la peau devint de nouveau rouge, elle s'ulcéra, et les parties molles commencèrent à devenir gangréneuses ; les os se dépouillèrent, et le sphacèle de ces parties du corps s'étendit jusqu'à la surface postérieure du tiers supérieur des cuisses. Je fis usage contre la gangrène de l'acide phénique et de l'acide salicylique qui arrêtait, à ce qu'il paraissait, davantage le progrès de la gangrène ; enfin tout fut inutile ; la gangrène amena de grandes lésions, auxquelles le malade résista gardant l'appétit et n'ayant point de fièvre ; mais enfin la diarrhée survint et la fièvre avec des frissons et des sueurs, et l'épuisement, faisant des progrès, amena la mort le 21 juin.

3° *Celle de l'inflammation de la vessie et de ses symptômes généraux.* — Souvent une grande inflammation de vessie survient quand le cathétérisme ne se fait pas régulièrement, ou qu'il ne se fait pas souvent à cause du gonflement et de l'ulcération de la verge ; en outre, une cystite grave survient lorsque l'urine reste longtemps dans la vessie, soit à cause des cathétérismes faits par des personnes ignorantes, soit à cause des pressions violentes sur l'hypogastre faites par les malades pour obtenir l'écoulement de l'urine. Dans ce cas, le malade se plaint d'avoir des douleurs fortes à l'hypogastre, et le médecin trouve que la vessie est douloureuse et saillante de trois à quatre doigts au-dessus de la symphyse pubienne ; ses parois se grossissent tous les jours ; le cathétérisme est très douloureux, et, par conséquent, les malades le détestent, et ainsi une partie de l'urine reste dans la vessie ; l'urine qui en sort contient une grande quantité de mucus, et elle a une très mauvaise odeur. L'organisme ne tarde pas à être influencé par cet état : l'appétit se perd, la langue se sèche, la soif et les vomissements surviennent, le malade sent une grande gêne, les frissons paraissent, auxquels succèdent la fièvre et les sueurs abondantes, les délires s'alternant avec le coma, les soubresauts des tendons, et le malade, s'affaiblissant par degrés, meurt avec des symptômes d'urémie. Souvent ces symptômes coexistent avec la gangrène par le coucher ; rarement on les rencontre sans celle-ci, comme dans le malade dont nous allons parler.

M. D..., de Kalymnos, âgé de vingt-quatre ans, plongeant dans la mer avec le scaphandre depuis un an, très hardi, fut affecté de la paraplégie. Lorsque je le visitai, le 1ᵉʳ septembre 1878, il me raconta que, s'étant plongé trois jours avant à plusieurs reprises à une grande profondeur de 26 à 30 brasses, il avait senti, en remontant, après l'enlèvement du casque, les symptômes ordinaires de la paraplégie, c'est à-dire, des vertiges, la tendance à la lipothymie et des douleurs aux membres inférieurs ; il demanda qu'on le déshabillât, et alors il vit qu'il avait la paraplégie ; ses camarades, comme il était loin de la ville d'Hydra, lui donnèrent les soins ordinaires, et le sondèrent ; le troisième jour de son attaque il vint à Hydra et il me disait qu'il se trouvait bien, si ce n'est que ses membres inférieurs étaient attaqués ; ces membres avaient perdu complètement la motilité; la sensibilité s'étendait seulement jusqu'aux cuisses. Je lui ordonnai le traitement ordinaire, l'application des ventouses scarifiées, les cathétérismes faits par moi-même, l'emploi du calomel comme purgatif; ainsi pendant quelques jours son état semblait s'améliorer; le mouvement des doigts des pieds avait déjà commencé; mais étant un homme étourdi, il détestait le cathétérisme et tâchait, par des pressions fortes à l'hypogastre, de provoquer la sortie de l'urine; de là et du séjour prolongé de l'urine dans la vessie, survint l'inflammation de celle ci. Le malade commença à sentir des douleurs fortes à l'hypogastre; la vessie, ne se vidant pas complètement, était saillante de quelques doigts au-dessus de la symphyse pubienne. En examinant les parois de la vessie, on trouvait qu'elles grossissaient peu à peu; l'appétit diminua, la fièvre apparaissait avec des frissons et se terminait par des sueurs; il survenait des délires s'alternant avec le coma et les soubresauts des tendons; la langue se sécha, les vomissements vinrent, et le malade s'affaiblissant petit à petit décéda le 21 octobre dans une pleine anesthésie, après qu'on eut employé vainement tous les moyens pour le sauver, à savoir : des cataplasmes sur l'hypogastre, des sinapismes dans les membres inférieurs, la quinine à l'intérieur, et l'extrait du quinquina, etc. La gangrène par le coucher n'est point survenue.

Je viens maintenant à l'exposé des *moyens thérapeutiques* que j'ai trouvés utiles aux malades. Des ventouses scarifiées aux lombes sont le premier moyen auquel on doit avoir recours; on les met deux ou trois fois dans les premiers quatre jours, suivant le tempérament du malade. L'évacuation de la vessie par la sonde doit être faite deux fois par jour jusqu'à ce que l'écoulement normal de l'urine revienne; on combat la constipation par des purgatifs, et ensuite on donne aussi une ou deux doses de calomel; on prescrit au malade de se nourrir d'abord de bouillon de viande, et après on lui donne une nourriture forte, craignant qu'il ne survienne l'atonie; il ne faut donc pas lui appliquer au commencement beaucoup de ventouses scarifiées, et, si rien ne presse, on se borne aux moyens hygiéniques pendant quelques jours; plus tard on emploiera l'iodure de potassium et les toniques, le quinquina d'abord, puis l'extrait de noix vomique, et plus tard les préparations de fer. Bien que les membres inférieurs du corps se meuvent et le malade marche en s'aidant d'une canne, si le rétablissement normal des membres inférieurs tarde à se faire, on peut aussi faire usage des cautères aux lombes, qui sont très utiles. Il faut porter toute son attention à l'état des parties tendres de la région du sacrum, de peur qu'elles ne soient attaquées par la gangrène. Nous recommandons aux malades la propreté et un coucher convenable; mais si, malgré toutes ces précautions, la gangrène a lieu, on commence à laver cette région avec l'eau de Goulard ou la décoction de quinquina, et puis on a recours aux lavements avec une solution d'acide phénique ou mieux avec une solution d'acide salicylique, et on fait aussi l'essai, s'il en est besoin, du fer incandescent. A l'intérieur on se borne à soutenir les forces du malade par le quinquina, la bonne nourriture et le vin. On emploie contre les affections de la vessie et contre l'urémie le traitement ordinaire.

La *guérison* de la *paraplégie* peut aussi venir d'elle-même, sans aucun traitement.

Un pareil exemple de guérison m'a été fourni par S. I. P..., d'Hermione, âgé de vingt-huit ans, exerçant la profession de plongeur depuis neuf ans. S'étant plongé dans la mer au mois d'avril 1879 à une profondeur de 22 brasses, pendant qu'il se penchait pour ramasser des éponges, il sentit une douleur aux lombes comme s'il avait reçu un coup; en même temps il sentit une autre grande douleur à l'épaule gauche, et ayant eu peur, il fit signe qu'on le fît remonter; après être monté, on lui enleva le casque; et ayant respiré l'air libre, il eut le vertige et demanda qu'on le déshabillât; pendant qu'on lui enlevait le costume, il perdit les sens' pendant deux heures, et quand il revint à lui, il remarqua qu'il ne pouvait point remuer les membres inférieurs et que ceux-ci avaient aussi perdu la sensibilité à tel point que, à ce qu'il disait, quand même on y aurait jeté du feu, il ne l'aurait pas senti ; il se plaignait d'avoir une grande oppres sion à la partie antérieure du thorax et à la région précordiale. Ses compagnons lui avaient fait les frictions ordinaires et donné à prendre des algues de mer bouillies avec du vin. Pendant deux jours il y eut rétention de l'urine, mais ensuite il commença à uriner normalement. Transporté à Hydra il ne voulut pas y rester pour suivre le traitement prescrit par moi, mais il passa le même jour à Hermione, après m'avoir raconté que, dans le passé, en exerçant la profession de plongeur, il avait eu dix fois « les petites attaques, » ou des douleurs aux extrémités des pieds, aux jambes, aux genoux et aux cuisses, lesquelles attaques étaient précédées de douleurs aux x épaules et à l'épine dorsale, et que tout cela lui vint quand il sortit à l'air libre et après avoir eu le vertige; que ces douleurs durè rent deux ou trois jours, qu'après cela elles se passèrent, et qu'il continua de se plonger dans la mer. A son retour ici, quelque temps après, il me raconta qu'il ne fit usage d'aucun moyen thérapeutique pour se guérir de sa paraplégie, que l'urine continua dès lors de sortir normalement, et que les membres inférieurs, un mois après l'attaque, commencèrent à se remuer ; et d'abord ce sont les doigts du pied droit qui se remuèrent, le grand doigt ayant commencé le premier, puis ceux du pied gauche, et après se remuèrent aussi les membres inférieurs ; avec le mouvement revenait aussi petit à petit la sensibilité dans les autres parties du corps. Les mouvements avaient lieu d'abord sans que le malade s'en aperçût, mais quand le mouvement des membres inférieurs devint complet, il commença *à sentir* les mouvements.

Un mois après le commencement du mouvement des membres inférieurs il se mit à marcher en s'appuyant sur deux béquilles, et deux mo is après l'attaque il marchait librement. Il s'abstint pendant deux ans de se plonger dans la mer, et ainsi il recouvra sa bonne santé d'auparavant. Mais il y a trois mois, à ce qu'il me raconta dernièrement, il s'adonna de nouveau à la profession de plongeur, et il dit que tous les jours vers le soir il avait des engourdissements aux membres, et que son urine s'échappait dans le scaphandre.

Je rapporte aussi quatre histoires de malades, dans lesquelles l'emploi des cautères aux lombes a réussi pour le recouvrement complet du mouvement des membres inférieurs après la paraplégie.

Au mois de septembre 1874, le jeune D. G..., robuste et hardi, d'Hydra, âgé alors de vingt et un ans et exerçant depuis quatre ans la profession de plongeur, s'étant plongé dans la mer près du promontoire occidental d'Hydra, à une profondeur de 26 brasses, fut affecté, quand il remonta, après l'enlèvement du casque, des symptômes précurseurs de la paraplégie, c'est-à-dire, qu'il devint pâle, eut la lipothymie et perdit les sens ; mais revenu à lui par les frictions ordinaires, il vit qu'il avait la paraplégie, aussi fut-il transporté le même jour dans la ville. L'ayant immédiatement visité, je trouvai que ses membres inférieurs avaient perdu complètement et la sensibilité et le mouvement, et qu'il y avait une paralysie de la vessie et inertie du rectum. Comme le malade était d'un tempérament sanguin, on lui appliqua dans les premiers jours beaucoup de ventouses scarifiées aux lombes, on lui donna des purgatifs et du calomel pendant trois jours, et la vessie s'évacuait régulièrement avec la sonde ; il commença vite à se remettre, et le douzième jour à partir de son attaque, les doigts des pieds commencèrent à se mouvoir ; et puis les autres parties des membres inférieurs recouvrèrent le mouvement et la sensibilité, de sorte que le vingt et unième jour, il commença à se tenir debout, et le trentième, à marcher avec des béquilles ; en même temps les fonctions de la vessie et du rectum se rétablirent. Il prenait à l'intérieur d'abord l'iodure de potassium, et après les préparations du quinquina, et à l'extérieur on lui faisait des frictions excitantes aux membres paralysés. Mais, comme il tardait à recouvrer l'usage libre des membres inférieurs, et que ni le quinquina, ni l'extrait de noix vomiques ne produisaient l'effet qu'on voulait, il me parut bon, trois mois après son attaque, de lui appliquer aux lombes, de chaque côté de la colonne vertébrale, deux cautères avec la pâte caustique de Vienne, et alors le malade, à l'aide des remèdes toniques, put, six mois après l'attaque, marcher librement, et après un an il reprit son ouvrage de plongeur, dans lequel il trouva immédiatement la mort au dedans du scaphandre, le tuyau portant l'air s'étant brisé.

Le nommé G. P. K..., d'Hermione, ancien plongeur, âgé de trente-trois ans, vint me consulter au mois de novembre 1878 sur ce qu'il ne pouvait pas remuer ses membres inférieurs ; cela lui était arrivé pendant qu'il exerçait sa profession. De tout ce qu'il me raconta, je compris qu'il avait eu, quatre mois auparavant, une paraplégie pour laquelle il n'avait rien fait, faute de médecin à l'endroit où il avait eu cette attaque. Lorsque je le visitai, la sensibilité des membres inférieurs était complète ; quant au mouvement, le malade pouvait bien remuer les membres inférieurs et se tenir debout, mais il ne pouvait pas marcher sans béquilles; les fonctions de la vessie et du rectum étaient normales. Je lui mis deux cautères aux lombes, et je lui donnai d'abord l'extrait de noix vomique, et puis l'iodure de fer ; le malade, après un traitement de six mois, put marcher librement sans bâton. Depuis lors il exerce sa profession de plongeur sans avoir eu jusqu'à présent aucune nouvelle attaque.

Au mois de novembre de l'année 1876 le nommé C. P..., d'Hermione, âgé de vingt-sept ans, ancien plongeur, vint ici me consulter sur la peine qu'il avait à remuer ses membres inférieurs à la suite de la paraplégie qu'il avait eue. Il disait que neuf mois auparavant, il avait été affecté, après des immersions nombreuses et prolongées à une grande profondeur de la mer, d'une paraplégie qu'il soigna peu, car il n'avait pas les moyens qu'il fallait, ni à l'endroit où il fut attaqué ni dans son pays. Quand je le vis, il remuait bien les membres inférieurs dans le lit, et la sensibilité existait sur toute leur surface à l'exception de quelques parties des jambes où il y avait des anesthésies locales, mais il ne pouvait pas se tenir debout sans béquilles, ni marcher; la sortie de l'urine était normale, et le malade sentait ses évacuations. Je lui prescris, outre la nourriture tonique, de faire usage de l'extrait de noix vomique d'abord, et puis de l'iodure de fer, et je lui mis aux lombes deux cautères. Par ces moyens l'état du malade s'améliora peu à peu, et quatre mois après il marchait librement dans les rues en s'appuyant sur un simple bâton, et il alla dans son pays, quittant la profession de plongeur. Je le revis

après un an; il était content de l'état de ses membres, mais, à ce qu'il me disait, il ne pouvait pas quitter le bâton qui l'aidait à marcher, et qu'il avait juré de ne plus entrer dans le scaphandre. Depuis lors je ne le vis plus; cependant j'ai appris qu'il se sert encore du bâton.

Je connais le plongeur D. K..., âgé de trente-sept ans, un de ceux qui entrèrent les premiers dans les scaphandres à Hydra, lequel, il y a environ huit ans, fut attaqué d'une paraplégie avec toutes ses suites, à savoir ulcérations gangréneuses à la région du sacrum, paralysie de la vessie et inertie du rectum. Ayant reçu les soins nécessaires de ses proches et le traitement convenable, il échappa à la mort: mais quelques-unes des suites de la paraplégie lui restent encore, bien qu'il ait fait à temps usage des cautères aux lombes et continué pendant longtemps le traitement tonique. Quoique, à ce qu'il dit, il sente que les forces des membres inférieurs lui reviennent avec le temps, néanmoins on le voit encore aujourd'hui marchant à l'aide d'un bâton; dans les lieux plats et montants il marche sans peine, tandis que dans les lieux en pente « ses pieds chancellent » selon son expression; en général il tient toujours en marchant sa tête baissée. Je me souviens de l'avoir souvent vu par derrière' lorsqu'il commença à se montrer dans les rues, marcher sans étendre tout droit ses pieds en avant, mais les avancer en formant un demi-cercle. Depuis son attaque il n'entra plus dans le scaphandre, bien que souvent il ait eu l'idée de l'essayer comme moyen thérapeutique; mais il ne l'osa pas, pensant aux maux qui lui étaient arrivés.

J'ajoute ici l'histoire suivante d'un plongeur qui, ayant été attaqué, il y a longtemps, d'une paraplégie et n'ayant pas fait usage des cautères aux lombes, ne peut pas, jusqu'à présent, marcher sans béquilles.

Ph. M..., de l'Hellespont, établi ici, âgé maintenant de quarante-cinq ans, homme robuste, se plongeait avec le scaphandre pendant l'été de l'année de 1869 dans les parages de l'Afrique (il s'était adonné à la profession de plongeur il y avait un an); le 20 juillet de la même année il fit des immersions nombreuses et prolongées à

une grande profondeur, et à cinq heures de l'après-midi il fut attaqué d'une paraplégie, qui lui vint de la manière ordinaire; se trouvant dans des endroits solitaires, il ne trouva aucun médecin pour
le soigner, mais il se borna aux moyens que ses compagnons avaient
sous la main; l'un de ses camarades lui donna à boire, sans faire
attention, de l'eau fraîche, que les pêcheurs d'éponge regardent
comme très nuisible, et c'est à cette faute qu'ils attribuent l'inutilité
du traitement, par suite duquel le malade ne peut pas jusqu'à présent marcher sans béquilles. Il y eut rétention de l'urine dans les
premiers jours, mais ensuite la sortie de l'urine était normale; une
constipation se présenta d'abord, mais la diarrhée lui succéda bientôt. Il fut transporté ici le 20 août de la même année, et l'ayant
immédiatement visité, je trouvai que les membres inférieurs avaient
complètement perdu la motilité et la sensibilité; il ne sentait point
les piqûres que je lui faisais avec l'aiguille; la sortie de l'urine était
normale, mais il avait la diarrhée, et le malade sentait ses évacuations; aucun signe de gangrène par le coucher ne se présentait. Je
lui ordonnai une bonne nourriture, du bismuth contre la diarrhée,
et des frictions irritantes aux membres inférieurs, puis il prit le
quinquina, et alors il commença à remuer les doigts des pieds dans
le lit, et peu à peu aussi les autres parties des membres inférieurs;
puis je lui donnai l'extrait de noix vomique, et par ce moyen les
membres inférieurs purent recouvrer le mouvement et la sensation,
et le malade put se tenir debout. Mais étant très pauvre il ne pouvait pas continuer le régime et le traitement réguliers, et il se laissa
au hasard. Jusqu'à présent il n'est pas venu à bout de marcher librement, mais il a recouvré seulement son embonpoint, et toutes
les fonctions du corps se font normalement; il se tient debout sans
appui, mais quand il veut marcher dans la maison, il s'appuie sur
les murs et les meubles, et dans les rues il s'appuie sur deux béquilles. Quelques personnes charitables lui fournirent, pensant
qu'il pourrait en profiter, les moyens d'aller prendre des bains
sulfureux dans les pays où il y en a : mais ils ne lui furent point
utiles.

**3. Troisième degré.** — Celui-ci est dû à l'hémorrhagie
de la partie supérieure (cervicale et dorsale) de la moelle épi-

nière ; il suit toujours l'hémorrhagie de la partie lombaire ; et si l'hémorrhagie de la partie *cervico-dorsale* est légère, ses symptômes, à savoir les douleurs dans la partie correspondante de la colonne vertébrale, dans les omoplates et les membres supérieurs, et l'oppression que le malade sent au thorax et à la région précordiale, se passent, mais les symptômes de l'hémorrhagie lombaire persistent. Si l'hémorrhagie de la partie cervico-dorsale de la moelle épinière est forte, le malade, outre les douleurs dont nous venons de parler, sent un engourdissement aux membres supérieurs ; il ne peut pas, en respirant, élargir le thorax, et ainsi la respiration se fait avec peine, surtout quand il arrive une parésie ou même une paralysie des membres supérieurs, lorsque la mort même survient par la difficulté de la respiration. Quelquefois, la parésie ou la paralysie ne se présente qu'à l'un des membres supérieurs (ordinairement au membre droit), tandis que l'autre se remue bien. Le malade se plaint d'avoir une grande oppression au thorax et à la région précordiale, met la main sur le thorax et tâche de seconder son élargissement, dit que « son cœur est pris ou qu'il est devenu froid et qu'il mourra. » Bien entendu que, dans ce cas, les nerfs qui partent de la partie cervico-dorsale de la moelle épinière sont attaqués. Cependant, rarement l'hémorrhagie de la partie cervico-dorsale de la moelle épinière se rencontre seule ou constitue elle-même la maladie principale, les douleurs dans les membres inférieurs et les engourdissements étant secondaires ; comme les douleurs, les engourdissements et la parésie des membres supérieurs le sont dans la paraplégie. — Voici une attaque de ce degré.

Le nommé S. T..., d'Hydra, âgé de trente-trois ans, robuste, se plongeait dans la mer avec le scaphandre depuis six ans, et il avait eu plusieurs fois les *petites attaques*. Je le visitai le 16 février 1874 ;

la veille il avait été gravement attaqué à Sophicos, pendant qu'il travaillait à une profondeur de 28 brasses, après avoir fait beaucoup d'immersions de longue durée ce jour-là, parce qu'il avait la réputation d'être le plus laborieux de tous les plongeurs. Il me raconta que, lorsqu'il sortit de la mer et qu'on lui enleva le casque, il avait senti des douleurs aiguës aux omoplates et aux membres supérieurs, et eu un peu de vertige qui dura pendant une heure. Lorsque je le vis, il avait la tête dégagée ; aux membres inférieurs, il y avait un peu de parésie et des douleurs légères, ainsi que des engourdissements ; il n'avait pas uriné, la vessie était vide, et la sonde y ayant été introduite le lendemain, il ne sortit pas d'urine. Il se plaignait principalement d'avoir une douleur forte aux premières vertèbres dorsales, de grandes douleurs aux omoplates et aux membres supérieurs, de l'engourdissement, et une grande difficulté à les remuer, une grande oppression au thorax, et il disait qu'il avait « le cœur oppressé ; » le pouls était dans un état normal, et le malade sentait bien ses évacuations. On lui mit à plusieurs reprises des ventouses scarifiées près des vertèbres dorsales, qui étaient douloureuses ; on lui donna un purgatif et en outre une dose de calomel, mais tout cela ne servit à rien. Quatre jours après, le malade mourut dans une grande oppression, sa respiration étant gênée par la paralysie des muscles respiratoires : il portait sa main à la région cardiaque et me disait : « Ah!... docteur, enlève-moi le grand poids que j'ai à la poitrine et qui m'étouffe!... »

Nous ne voyons pas souvent de telles attaques provenant d'une hémorrhagie forte de la partie cervico-dorsale de la moelle épinière, car ces malades meurent vitement de la parésie et de la paralysie des muscles respiratoires, dont la fonction normale de la respiration est empêchée, et ainsi on n'a pas le temps de transporter les malades dans les villes pour les faire voir par les médecins.

**4. Quatrième et plus grand degré.** — Celui-ci consiste en une hémorrhagie qui a lieu en même temps au cerveau et à la moelle épinière, et amène la mort, soit immédiatement, soit quelques heures après. Aussitôt que le malade sort de la mer et qu'on lui enlève le casque, il perd les sens sans rien dire ou bien après avoir bégayé quelques mots incohérents, et il ferme les yeux pour ne plus les ouvrir, en tombant dans le coma ; sa figure devient pâle, sa langue sort de la bouche, et, peu de temps après, toute sa tête se gonfle, son visage devient noirâtre, ses yeux sont saillants, et les paupières et les lèvres s'enflent. En voyant tout cela, ses compagnons se désespèrent et ne prennent aucun soin de lui, pensant que tant que le visage est pâle, il y a espoir de voir le malade en revenir, et que, quand la tête se gonfle, la mort survient, ce qui est vrai. Il n'est pas possible de connaître les paralysies qui surviennent dans ce degré, car le malade continue d'être dans le coma pendant les quelques heures qu'il vit encore.

Il m'est arrivé de voir une telle attaque, il y a quelques années, pendant que je me trouvais près du port ; je vis une multitude de peuple qui avait les yeux tournés vers un petit bateau venant à la hâte dans le port et qui portait un appareil immersif ; on supposait que quelqu'un des plongeurs avait été attaqué ; j'y restai ; en effet, un des plongeurs venait d'être attaqué, il avait perdu les sens, sa tête était déjà gonflée et noirâtre, sa langue était sortie de ses lèvres enflées, ses yeux étaient saillants, ses membres supérieurs froids, son pouls était petit, faible et filiforme, ses membres inférieurs étaient couverts et chauds, par suite des frictions. Il tomba dans l'anesthésie aussitôt qu'on lui enleva le casque, et tous les soins que prirent de lui ses compagnons furent inutiles. Le malade mourut bientôt après.

Après avoir exposé au long les **symptômes** *du mal des plongeurs* à ses différents degrés ou formes, je les résume ici en peu de mots. Comme le mal des plongeurs consiste en une congestion ou en une hémorrhagie à la moelle épinière et au cerveau, si elle est légère, le malade n'a que le vertige, des

douleurs et des engourdissements aux membres supérieurs
et inférieurs, lesquels se passent vite. Mais si l'hémorrhagie
est sérieuse, elle a lieu ordinairement à la partie lombaire de
la moelle épinière, et alors le plongeur, après être passé par
le coma, présente une parésie des membres inférieurs ou une
diminution de la motilité et de la sensibilité, une rétention de
l'urine, l'inertie du rectum, la paraplégie, la gangrène par le
coucher et une cystite grave, tandis qu'il n'y a aux membres
supérieurs que des douleurs et des engourdissements passa-
gers. D'autres fois cette hémorrhagie a lieu à la partie cervico-dorsale de la moelle épinière, et alors survient une parésie
ou une paralysie des membres supérieurs et des muscles tho-
raciques, et le malade meurt dans les premiers quatre jours,
la respiration étant empêchée ; dans les membres inférieurs
il peut aussi y avoir une parésie ou une paralysie. Mais si
l'hémorrhagie prend en même temps la moelle épinière et le
cerveau, le plongeur tombe immédiatement dans le coma,
dont il ne revient plus, et meurt quelques heures après. —
**Les autres fonctions** durant le mal s'effectuent normalement,
le pouls et la température sont dans un état normal, seulement les membres paralysés sont un peu plus froids que dans
l'état normal, et le pouls se trouble pendant la durée de la
cystite et dans les derniers jours de la gangrène par le coucher, lorsque la température varie aussi.

Après cette description du mal des plongeurs je viens exposer ses *causes*, sa *genèse*, sa *nature* et son *traitement* d'après
les idées des pêcheurs d'éponge et celles des médecins, auxquelles j'ajouterai aussi mes observations.

Tous les pêcheurs d'éponge pensent sans en douter qu'aucun plongeur bien portant n'a jamais rien eu dans le scaphandre pendant son séjour au fond de la mer, lorsque l'ap-

pareil immersif est dans un bon état, et que la mort au fond de la mer ne survient que par l'interruption de l'introduction de l'air dans le scaphandre, et que le mal des plongeurs ne vient jamais dans le fond de la mer, mais après la montée et l'enlèvement du casque. Je pense qu'on doit adopter cette opinion, vu qu'un grand nombre de plongeurs attaqués ou non que j'ai examiné, m'ont assuré de cela. Ils considèrent les *petites attaques* (des douleurs aux membres et des engourdissements) comme des précurseurs de plus *grandes attaques*, comme ils disent; c'est pourquoi les camarades du malade lui font immédiatement de très fortes frictions avec du vinaigre chaud, lesquelles quelquefois non seulement font rougir la peau, mais produisent encore des écorchures. Ils disent que « les nerfs du malade se sont refroidis, » et ils cherchent à faire revenir la chaleur par les frottements prolongés pendant des heures entières, et donnent au malade des boissons chaudes et excitantes (par exemple, du vin, du rhum, de la marjolaine, etc.), ils le couvrent de couvertures épaisses en laine et ils mettent un brasier auprès de lui. Lorsque la paraplégie survient, alors ils disent que le plongeur a eu la *grande attaque* et lui font des frictions plus fortes et répétées bien des fois par jour; ils les font aussi sur l'hypogastre, pensant qu'ils ramèneront par là la fonction normale de la vessie, et s'ils n'y réussissent pas, ils font en outre le cathétérisme. Ils attribuent la naissance de la paraplégie à la grande pression de la tunique du scaphandre que le plongeur sent au fond de la mer, des lombes jusqu'aux pieds, pendant la durée de son travail.

Il faut dire ici que les plongeurs pensent qu'en continuant leur ouvrage après l'attaque, ils recouvrent la santé ; ils justifient cela en disant que le scaphandre est une espèce de bain chaud, où « les nerfs attaqués sont déliés par la sueur

abondante et ils recouvrent les mouvements libres. » Ainsi
ceux qui sont attaqués légèrement, continuent d'exercer leur
profession; j'en ai vu plusieurs, auxquels j'avais conseillé de
cesser leur ouvrage, recouvrer leur santé en faisant des immersions ; mais d'autres, bien qu'exerçant pendant longtemps
après l'attaque leur ouvrage, continuent de se plaindre qu'ils
ont des douleurs aux membres, des anesthésies locales et
une parésie de la vessie, et qu'ils ont une diminution des érections. Je vis de même que les personnes attaquées de la paraplégie et qui avaient eu le bonheur de recouvrer l'usage
libre des membres inférieurs, continuèrent leur ouvrage de
plongeur sans que rien leur soit arrivé. Ceux des plongeurs
qui n'acceptaient pas les conseils que je leur donnais de cesser leur ouvrage dans l'avenir, m'ont raconté que Jean Psa-
roumpas, de Kalymnos, après avoir eu une paraplégie pendant
six ans, entra dans le scaphandre, et ayant recouvré par là le
mouvement, il continua de faire son ouvrage de plongeur ,
et qu'Emmanuel Saroucos, de Kalymnos aussi, aussitôt qu'il
sentit sa paraplégie, demanda qu'on le mît dans le scaphandre, et après être descendu au fond de la mer, il fut tiré en
haut quelques heures après, ayant recouvré les mouvements
des membres inférieurs. D'autres pêcheurs d'éponge, lorsqu'un plongeur est affecté d'une paralysie et qu'ils se trouvent dans des lieux solitaires, passent immédiatement à un
rivage sablonneux, font une fosse qui puisse contenir le plongeur et l'y mettent en le couvrant tout entier, sauf la tête, de
sable chaud; puis ils préparent une seconde fosse, et le malade sortant de la première, ils le mettent dans la seconde ;
ils font cela trois ou quatre fois, et disent que par le moyen
de ces *bains chauds*, la sueur venant en abondance, les membres inférieurs recouvrent les mouvements. Enfin, je dis que
les pêcheurs d'éponge ont l'habitude de faire la scarification

avec un rasoir à la nuque lorsqu'ils voient la tête du plongeur enflée.

L'envie qu'ont, en général, les plongeurs d'entrer dans les scaphandres après y avoir été une fois, est vraiment curieuse ; il semble que cela leur plaît et qu'il les amuse d'être au fond de la mer ; ils grimpent sur des hauteurs, font des sauts, entrent dans des navires submergés, dans des grottes et des cavités, où ils trouvent une grande quantité d'éponges, vu qu'on n'a jamais fait la pêche de l'éponge dans ces lieux ; ils poursuivent souvent de grands poissons et des homards, etc. Lorsqu'ils sont affectés du mal du plongeur, ils deviennent tristes, parce qu'ils sont obligés d'interrompre leur ouvrage, et lorsqu'ils en reviennent, ils supplient, les larmes aux yeux, leurs chefs de leur donner de nouveau leur ouvrage de plongeur. Comme le chasseur, de même le plongeur, lorsqu'il trouve au fond de la mer une quantité d'éponges, ne se soucie ni de la fatigue, ni de la profondeur de la mer où il travaille, ni du temps pendant lequel il demeure dans le fond ; aussi ses compagnons le tirent-ils souvent en haut malgré lui. Si deux plongeurs pêchent l'éponge l'un près de l'autre, il se produit entre eux une concurrence très dangereuse qui a été souvent cause de malheurs. Beaucoup de plongeurs ont le courage de lutter contre les habitants de la mer, bien qu'on croie communément qu'au fond de la mer l'apparition du plongeur qui est dans le scaphandre effraie les poissons et qu'ils évitent sa rencontre. Les pêcheurs racontent bien des anecdotes là-dessus. Un ancien plongeur de Kranidion, I. T..., m'a raconté le fait suivant : Dans une immersion qu'il fit avec le scaphandre, il remarqua au fond de la mer la tête d'un sélaque dont le corps était enfoncé dans le sable, et, tenant aux mains le harpon, il en perça le corps du sélaque ; le sélaque, qui était énorme, remua le sable et, s'étant ébranlé, agita tellement la mer que ceux qui étaient dans le bateau, ayant eu peur, tirèrent immédiatement en haut le plongeur; mais le harbon resta ferme fiché dans le corps du sélaque, et, comme l'autre bout du harpon était attaché par une corde au bateau, le sélaque, en s'agitant fortement, entraîna aussi le bateau: et pendant quelque temps ceux qui y étaient espérèrent que le sélaque s'affaisserait, mais à la fin ils se désespérèrent et coupèrent la corde.

Maintenant, pour mieux faire connaître le mal des plongeurs, qui n'est connu que depuis peu, il faut étudier ses *symptômes*, ses *lésions et altérations anatomiques*, ses *causes*, sa *nature* et son *traitement*. Nous avons assez dit précédemment sur ses *symptômes*. Nous allons maintenant parler de son *anatomie pathologique*, ses *causes*, etc.

## CHAPITRE IV

### Anatomie pathologique.

Ce n'est que par les autopsies qu'on peut découvrir les lésions et les altérations qui montrent l'*essence* du mal; mais les médecins qui sont dans le pays ne peuvent pas faire les autopsies, car elles ne sont pas permises. Ainsi je n'ai aucune observation à rapporter sur l'anatomie pathologique faite par moi-même; mais je tâcherai de suppléer à cette lacune de mon traité, d'un côté par analogie avec d'autres cas semblables et communs, et d'un autre côté par l'autopsie faite par mon cher confrère M. Kotzonopoulos à l'hôpital civil de Nauplie, d'un plongeur d'Hermione affecté d'une paraplégie et mort de la gangrène par le coucher qui en était survenue.

Si nous nous rappelons que les symptômes principaux du mal des plongeurs sont les parésies et les paralysies des membres supérieurs et inférieurs, des muscles respiratoires, de la vessie et du rectum, nous n'hésiterons point à dire que la maladie a son siège à la moelle épinière ; de même si nous prenons en considération que le plongeur naguère bien portant tombe tout à coup dans les susdites parésies et paralysies sans éprouver aucune violence externe sur la colonne vertébrale, nous nous rappellerons certes qu'aucune autre maladie de la moelle épinière ne produit immédiatement ces modifications que son hémorrhagie ; de même, si nous comparons les observations rapportées par ceux qui ont écrit sur les hémorrhagies de la moelle épinière et les histoires des malades affectés d'une hémorrhagie de la partie *cervico-dorsale*, ou de la partie lombaire, nous trouverons qu'elles ont une grande ressemblance avec les histoires des plongeurs affectés de la parésie et de la paralysie des membres supérieurs et des muscles respiratoires, ou de la paraplégie.

Il m'est arrivé de voir moi-même une telle paraplégie simple, il y a vingt-trois ans, dans le jeune D. T..., âgé alors de vingt-un ans, qui abusait des plaisirs vénériens. Celui-ci, tandis que la veille il se promenait dans les rues, fut affecté de la paraplégie le lendemain, après avoir eu une douleur aux lombes. Il présenta une absence de la motilité et de la sensibilité aux membres inférieurs, une paralysie de la vessie et du rectum et la gangrène par le coucher dont il mourut. En jugeant donc par analogie, nous pouvons dire que dans les autopsies aussi des plongeurs attaqués, quand on pourra les faire, on trouvera les mêmes lésions que les auteurs disent avoir trouvées dans les autres hémorrhagies de la moelle épinière, à savoir une tension des vaisseaux, une hémorrhagie par leur rupture, des foyers hémorrhagiques et une altération de la substance de la moelle épinière. La seule différence que nous trouvons est celle-ci : l'hémorrhagie ordinaire de la moelle épinière commence ordinairement du cerveau. tandis que l'hémorrhagie des plongeurs commence surtout de la partie inférieure (lombaire) de la moelle épinière. Les lésions donc que nous trouverons dans le mal des plongeurs seront, dans le *premier degré*, une tension des vaisseaux de la moelle épinière, et dans le *second* (paraplégie), une hémorrhagie à la partie lombaire de la moelle épinière, et une altération de sa substance, si la maladie a duré longtemps ; dans le *troisième* nous trouverons une hémorrhagie de la partie cervico-dorsale de la moelle épinière, mais non pas l'altération de sa substance, car les malades meurent vite ; dans le *quatrième degré* on trouvera une hémorrhagie, et dans la moelle épinière, et dans le cerveau.

Je rapporte ici l'autopsie faite par M. Kotzonopoulos telle qu'elle a été publiée à Athènes dans la livraison de l'*Esculape* des mois d'août et septembre de l'année 1871, qui a été traduite aussi en allemand :

« Dans l'autopsie qu'on avait permis de faire avec grande difficulté, à laquelle assista aussi notre confrère M. Jeannopoulos, il fut trouvé, — quand le canal vertébral fut ouvert depuis la première vertèbre lombaire jusqu'au bout de la dure-mère rachidienne, — dans l'espace entre la dure-mère et le canal vertébral osseux, (vu que, comme on sait, les vertèbres possédant aussi dans leur surface trouvée vers le canal leur propre périoste, la dure-mère n'est pas adhérente à elles, comme elle l'est à la table interne des os du crâne), il fut trouvé une grande quantité de sang à moitié coagulé et d'un rouge noirâtre émanant sans doute des plexus veineux en grand nombre dans cet espace. **La surface externe de la** dure-mère humectée par le sang épanché était aussi d'un rouge noirâtre et filtrée de sang transvasé. Nous avons trouvé sa surface interne, après l'incision faite, blanchâtre et légèrement injectée. A la partie inférieure de l'espace sous-arachnoïdien il y avait aussi un épanchement de sang d'un rouge foncé à moitié grumelé, en grande quantité autour des nerfs de l'épine dorsale formant la queue de cheval. Ayant fait des incisions à différentes parties de la moelle épinière, nous avons trouvé que sa partie lombaire, la majeure partie du tiers supérieur de sa partie dorsale, avaient subi le ramollissement blanc à un grand degré, puisque à peine la pie-mère, fort adhérente à la moelle épinière, était-elle détachée ou coupée, que la substance ramollie de la moelle épinière s'écoulait, pour ainsi dire. Les autres parties de la moelle épinière présentaient la consistance normale; il n'y eut d'hyperhémie ni en elle ni sur la pie-mère. On ne trouva pas non plus augmenté le liquide cérébro-spinal. — Les femmes venues d'Hermione faisant un grand bruit autour de la chambre des autopsies, nous n'allâmes pas jusqu'à l'examen des autres parties du corps, nécessaire à cause des phénomènes septicémiques et pyohémiques qui s'étaient développés à la fin; nous nous sommes bornés seulement à ouvrir l'hypogastre pour observer la vessie dont les parois avaient acquis une grosseur de plus d'un centimètre, due aux altérations de sa séreuse qui était grossie, ramollie et d'une couleur rouge brun, et au grand développement de sa muqueuse et du tissu conjonctif de la tunique musculaire. »

Nous insérons, en outre, ici les lignes suivantes qui jettent une grande lumière sur les altérations anatomiques du mal des plongeurs, prises du *Progrès médical*, n° 29, 1881, Paris.

« *Mal des plongeurs*. — M. Blanchard, dans les expériences qu'il a faites en commun avec M. Regnard, est parvenu à reproduire artificiellement chez le chien des lésions analogues à celles que détermine, chez les pêcheurs de corail et d'éponges, l'immersion à de grandes profondeurs. Ces expériences ont été instituées comme complément de l'étude déjà publiée sur ce sujet par M. Paul Bert. M. Blanchard a maintenu un chien dans la cloche à air comprimé à 7 atmosphères, pendant une demi-heure, puis, par une décompression brusque, il l'a placé dans les conditions où se trouve le plongeur au moment où il revient à la surface de l'eau. Au bout de 3 à 4 minutes, l'animal, dans certains cas, est tombé comme foudroyé, dans d'autres, il a été seulement atteint d'une paraplégie totale suivie de guérison au bout de quelques mois. Dans un de ces derniers cas, l'animal a été sacrifié, et l'examen histologique de la moelle a permis de constater des altérations très étendues, en apparence contradictoires avec la restauration de la motilité. Maximum des lésions au niveau des régions supérieures de la moelle ; — nombreux foyers d'apoplexie et lacunes dans la substance grise et les cordons latéraux ; — altération des grandes cellules des cornes antérieures consistant en une diminution de nombre et de volume avec disparition de la majeure partie des prolongements cellulaires ; — intégrité relative de la moelle à la région lombaire, où on ne rencontre que quelques foyers miliaires dans la substance blanche. M. Blanchard, avec M. Ranvier, voit la pathogénie de ces lésions dans une expansion des gaz brusquement décomprimés, d'où résulte un éclatement des parois vasculaires ; mais, tandis que M. Ranvier considérait la région lombaire comme le siège d'élection de ces altérations anatomiques, M. Blanchard a montré que ce dernier résidait, au contraire, dans les parties les plus élevées de l'axe médullaire.

M. Regnard, à la suite de quelques cas de décompression atmosphérique subite, a vu survenir une mort rapide en imprimant un mouvement brusque à l'animal. Il explique ce fait en admettant la formation préalable d'un indice gazeux dans les lumières des vaisseaux, indice qui reste immobile jusqu'à ce qu'une secousse vienne à l'emboliser, et, par suite, détermine une syncope mortelle » (*Société de biologie*, séance du 9 juillet 1881).

Il résulte de ces expériences : 1° Que les altérations anatomiques dans le mal des plongeurs produit ainsi artificiellement ressemblent à celles que l'on trouve dans les hémorrhagies ordinaires de la moelle épinière ; 2° que deux sont les causes qui produisent le mal des plongeurs : le séjour sous l'air pressé, et l'enlèvement brusque de la pression atmosphérique, ce qui confirme la théorie de Le Roy de Méricourt et renverse celle que M. le docteur Lampadarios a tâché d'y substituer en en donnant pour preuve la fatigue et le refroidissement auxquels est sujet le plongeur, comme seuls produisant sa maladie, ce que nous dirons plus loin dans le chapitre sur les causes et la nature de la maladie ; 3° que la paraplégie aussi se guérit d'elle-même avec le temps, comme je le fais voir moi-même dans le chapitre sur le traitement de la paraplégie.

Enfin je rapporte que les cadavres de ceux qui ont été affectés du *grand degré*, à savoir ceux qui sont morts comme foudroyés, présentent un grand gonflement à la tête et un tel changement des traits du visage, qu'ils deviennent méconnaissables ; leur tête est d'un bleu noirâtre, leurs yeux sont saillants, couverts des paupières gonflées ; leur nez aussi se gonfle et s'élargit, leurs lèvres sont très enflées, et leur langue gonflée est proéminente entre leurs lèvres ; le teint noirâtre de la tête s'étend jusqu'au cou et souvent arrive jusqu'au thorax et aux membres supérieurs; à la surface du corps, et en particulier à la partie antérieure et postérieure du thorax, on observe de grandes taches livides. On voit aussi de telles taches chez ceux qui ont eu une hémorrhagie de la partie cervico-dorsale de la moelle épinière, ou une paraplégie, pendant qu'ils vivent, auxquelles taches les Kalymniens appliquent des ventouses scarifiées, les considérant comme *des stagnations du sang.* — Les cadavres de ceux qui ont eu une hémorrhagie de la partie cervico-dorsale de la moelle épinière ne présentent rien de particulier à l'extérieur et ne sont pas changés. Mais les cadavres de ceux qui ont eu la paraplégie sont maigres par suite de la longue durée de la maladie; ils portent les lésions et les altérations de la gangrène par le coucher, et les modifications des parois de la vessie qu'on découvre par la palpation; la verge est souvent enflée, et le prépuce et l'orifice de l'urèthre ulcérés, surtout par l'habitude qu'ont ceux qui ont eu la paraplégie de mettre la verge dans un vase à orifice étroit pour ne pas mouiller, en urinant, leurs habits. On observe aussi souvent les suites d'un certain percement par le cathétérisme forcé ou mal opéré.

## CHAPITRE V

### Pathogénie et étiologie.

Tant que nous ne pourrons pas nous assurer par de nombreuses autopsies de ce qui arrive dans le corps, nous nous bornerons à des théories et à des conjectures plus ou moins probables sur la nature du mal des plongeurs. Le Roy de Méricourt, le premier, a tâché d'expliquer théoriquement la

manière dont se produit le mal des plongeurs, en admettant
comme cause des affections des plongeurs le travail fait dans
un air très pressé et surtout l'élévation brusque de la pression de l'atmosphère, et pensant que l'affection vient d'hémorrhagies capillaires dont le siège est de préférence la
moelle épinière, c'est-à-dire, que, puisque le plongeur travaille dans un air très pressé (2 à 3 atmosphères, et souvent
4 à 7), et que, lui étant monté, cette pression s'élève brusquement, il en résulte une dilatation des vaisseaux capillaires
par l'expansion des gaz, qui va jusqu'à leur rupture et provoque une hémorrhagie, et que c'est de là que vient la maladie.

M. Lampadarios après lui, dans sa dissertation qui a pour
titre : *Malheurs qui arrivent aux pêcheurs d'éponges*, soumise
au concours du Symbaoulidès et publiée dans les fascicules VI
et VII de *l'Esculape*, en repoussant l'opinion de De Méricourt,
tâche d'établir une opinion particulière, en regardant la fatigue et le refroidissement auxquels sont sujets les plongeurs
comme produisant l'hyperhémie de tout le système nerveux,
y compris le cerveau et la moelle épinière, et les altérations
de la consistance de cette dernière, c'est-à-dire, qu'il n'admet
pas comme la cause de la genèse de la maladie, mais il l'at-
tribue au principe général de la production, par la fatigue et
le refroidissement, de l'hyperhémie de tout le système nerveux, lequel principe, dans d'autres circonstances aussi, qui
surviennent, très différentes de celles des plongeurs, produit
les mêmes résultats.

M. le professeur G. Karamitzas, dans sa critique de la dissertation de M. Lampadarios, publiée dans les fascicules I et
II de *l'Esculape*, combat cette théorie et admet l'étiologie de
De Méricourt. Et M. Kotzonopoulos adopte comme juste la
théorie de De Méricourt dans la suite de l'histoire du plon-

geur affecté de la paraplégie dont nous avons rapporté plus haut l'autopsie. C'est aussi mon opinion que la théorie de De Méricourt sera un jour généralement adoptée, à savoir que les plongeurs sont attaqués du mal lorsqu'ils travaillent pendant longtemps au fond de la mer dans un air très pressé, et quand, à leur montée, on ne fait pas attention à ce que l'élévation de la pression se fasse graduellement et peu à peu. Je donne pour preuve de cela la diminution et la cessation presque complète maintenant des malheurs, depuis que les plongeurs ont pris la précaution de ne pas descendre à une profondeur de plus de 20 brasses, et que ceux qui tournent les roues de la machine à presser, les tournent graduellement pendant que le plongeur monte, et cessent de les tourner lorsque le casque lui est enlevé.

Je regarde l'explication de M. Lampadarios comme insuffisante et forcée : car la fatigue est toujours la même chez les plongeurs, puisque ceux-ci travaillent au fond de la mer toujours vite, et par conséquent la maladie devrait se produire chaque fois, et la nouvelle immersion du plongeur affecté devrait non seulement ne pas lui être utile, comme il arrive souvent, mais même nuisible par la nouvelle fatigue ; d'ailleurs, le refroidissement des plongeurs n'est pas réel, puisque dans le scaphandre ils ont toujours chaud et transpirent, n'ayant froid qu'aux mains qui sont hors de la tunique ; le degré de la température de la mer et de l'atmosphère n'a aucune influence sur eux, aussi se plongent-ils dans la mer à toutes les saisons, et en outre quand on leur enlève le casque, ils n'ont point froid à l'air libre. Il est à remarquer que les plongeurs aiment mieux faire des immersions pendant l'hiver, et que la plupart des malheurs arrivent plutôt dans l'été. Ce que M. Lampadarios dit, que les morts ont lieu dans le fond de la mer, pour renverser la théorie de De Méricourt, est complètement erroné, car jamais le mal des plongeurs ne survient au fond de la mer, mais à leur montée, aussitôt que le casque leur est enlevé, et les morts dans le fond de la mer, provenant toujours de l'appareil immersif endommagé, arrivent comme les autres morts sous l'eau, n'ayant aucun rapport avec le mal des plongeurs, mais étant la conséquence de l'interruption de l'introduction de l'air.

Pour moi, le mal des plongeurs est une congestion et une hémorrhagie du cerveau et de la moelle épinière, qui, par la grande pression de la moitié inférieure du corps dans le fond de la mer produite par l'eau pressant fort la partie inférieure du costume immersif vers les lombes, où il n'y a pas d'air, et par la nécessité dans laquelle est le plongeur de se baisser constamment pour ramasser les éponges, est plus forte et plus fréquente aux parties inférieures de la moelle épinière. Cela résulte de ce que tous les plongeurs attaqués ont eu en même temps, au commencement, de l'étourdissement à la tête, des douleurs à la partie dorsale et lombaire de la colonne vertébrale, ainsi qu'aux membres supérieurs et inférieurs, et après cela, si l'affection se borne à la seule congestion, le plongeur attaqué en revient peu de jours après, mais si l'hémorrhagie a eu lieu, alors, si elle s'est produite en même temps au cerveau et à la moelle épinière, le malade meurt quelques heures après dans un état comateux, et on ne voit pas les paralysies qui ont eu lieu ; si la congestion a eu lieu au cerveau, et l'hémorrhagie à la partie cervico-dorsale de la moelle épinière, alors la mort survient dans les premiers quatre jours par la gêne de la respiration ; si une hémorrhagie a eu lieu aux parties inférieures de la moelle épinière (lombaire), mais au cerveau et à la partie corvico-dorsale une simple congestion, alors les symptômes du cerveau se passent après quelques heures, et ceux de thorax après deux ou trois jours, ceux de la paraplégie, au contraire, persistent.

Si on fait plusieurs autopsies, on trouvera dans ceux qui sont morts immédiatement, l'hémorrhagie et dans le cerveau et dans la moelle épinière toute entière; dans ceux qui sont morts après quatre jours, lorsque les symptômes du cerveau n'existent plus et que la mort est venue de la paralysie des muscles respiratoires, on ne trouvera l'hémorrhagie que dans la moelle épinière; mais si la mort survient plus tard, quand l'état du malade s'est amélioré, n'ayant plus ni douleurs ni engourdissements, alors l'hémorrhagie existera encore, surtout à la partie inférieure de la moelle épinière; les altérations de la consistance de la moelle épinière seront seulement à sa partie dorsale et lombaire, parce que j'ai remarqué que tous ceux qui sont attaqués de la paraplégie, quelques jours après leur attaque, ne présentent aucun symptôme ni de cerveau ni de la partie cervico-dorsale de la moelle épinière, ce qui fait voir que ceux qui sont attaqués de la paraplégie et qui restent longtemps malades, n'auront des altérations que dans les parties de la moelle épinière dont dépend la paraplégie et les paralysies de la vessie et du rectum.

Ces opinions, je ne les appuie certes pas d'autopsies, mais seulement des phénomènes de la maladie et des résultats du traitement observés dans une multitude de plongeurs attaqués. Il suffit de rapporter ici que soixante-dix à quatre-vingts plongeurs d'Hydra travaillent à la pêche de l'éponge chaque année, et il faut ajouter à ceux-ci ceux qui viennent des environs, Hermione, Kranidion et Egine, quelquefois même de Kalymnos.

La paraplégie se rencontre plus souvent, parce que d'abord les plongeurs y sont prédisposés par la grande pression de la moitié inférieure du costume immersif sur les membres inférieurs, puis ils sont constamment baissés pour ramasser les éponges, et que ceux qui sont attaqués d'une hémorrhagie de cerveau meurent immédiatement, et ceux qui ont une hémorrhagie de la partie cervico-dorsale de la moelle épinière, meurent dans quatre jours; d'ailleurs se trouvant dans des lieux solitaires, ils n'ont pas le temps de se mettre à une inspection médicale.

On remarque aussi plus rarement chez les plongeurs d'autres espèces d'hémorrhagie qui surviennent après leur montée et après l'enlèvement du casque, dans les premières heures ou bien après quelques jours. Ainsi on a vu des plongeurs qui, remontant après chaque immersion, avaient l'otorrhagie, d'autres l'épistaxis, et d'autres en toussant avaient des crachats sanguinolents; on a vu rarement de vraies hémoptysies, mais ceux qui les avaient étaient déjà connus comme tuberculeux ou attaqués d'une maladie du cœur. — Tels sont les plongeurs suivants.

E. K..., âgé de vingt-trois ans, lymphatique et faible, connu à moi comme tuberculeux pour l'avoir souvent visité, pour venir en aide à sa famille, s'adonna au métier de plongeur. Il y a deux ans, cinq jours après sa dernière immersion, il eut une très forte hémoptysie arrêtée avec la plus grande difficulté; mais s'étant rétabli, il continua de nouveau son ouvrage de plongeur sans avoir eu aucune autre hémoptysie; toutefois il tousse toujours et crache.

Th. K.... ancien plongeur, âgé de trente ans, appartenant à une famille dont plusieurs membres sont morts de la tuberculose, et lui-même ayant eu souvent des bronchites douteuses, eut, il y a trois ans, trois jours après sa dernière immersion, une hémoptysie persistante, qui dura pendant plusieurs jours; mais après s'être rétabli, il reprit son ouvrage, malgré mes conseils, sans avoir rien eu jusqu'à présent.

S. T..., connu à moi comme appartenant à une famille dont plusieurs membres avaient eu l'anévrysme de l'aorte, ou une maladie chronique du cœur, âgé de vingt-sept ans; faisant des immersions avec le scaphandre depuis sept ans, n'avait rien eu auparavant; ses chefs dans le bateau avaient remarqué que presqu'à chaque immersion, lorsqu'il montait et que le casque lui était ôté, il avait la tête plus ou moins gonflée, et quelques heures après sa montée il avait des otorrhagies. Le 23 mai 1881, il fit près de l'île de Cythère trois immersions à une profondeur de 18 brasses, ne restant que quelques minutes au fond de la mer, car, à ce qu'il disait, il était immédiatement gêné dans le scaphandre; à la dernière immersion qu'il fit ce jour-là, il descendit dans un fond très irrégulier, et ayant eu peur il fit signe de le tirer en haut; quand on lui eut levé le casque, un quart d'heure après, il dit qu'il avait sa jambe droite et ses pieds engourdis, et en disant cela il eut la lipothymie; ses camarades lui firent les frictions ordinaires, et il reprit ses sens; quand il en fut revenu, l'insensibilité et l'immobilité de son membre supérieur droit et de ses deux membres inférieurs étaient complètes, tandis qu'il remuait librement le membre supérieur gauche; il se plaignait d'avoir des douleurs fortes aux deux omoplates et une grande oppression à la partie antérieure du thorax, où, à ce qu'il disait, il lui semblait avoir une grosse pierre. Comme l'accident avait eu lieu à un endroit solitaire et que ses compagnons n'avaient pas de sonde, la vessie se dilata beaucoup par l'urine, et il fallut faire usage de pressions fortes sur l'hypogastre avec les mains pour que l'urine fût évacuée en partie; trois jours après on eut recours au médecin, mais celui-ci ne put opérer le cathétérisme, puisque la verge était enflée, et se borna à donner à plusieurs reprises des purgatifs pour dégager le ventre, ce qui fut fait avec peine.

Dans les immersions précédentes il avait eu à sa montée l'otorrhagie ordinaire, mais à sa dernière immersion il n'eut rien; cependant le ventre se gonfla par la vessie pleine d'urine, et par la constipation persistante; dès les premiers jours il commença à tousser et à avoir des crachats sanguinolents qui augmentaient tous les jours, et ses camarades entendaient de loin des râles; le malade était tellement gêné par les crachats qu'il mettait dans sa bouche les doigts pour vomir et s'en débarrasser; pendant ces derniers jours les crachats étaient devenus infects, et le dernier jour de sa vie il eut une forte hémoptysie; dès le commencement il mangeait et avalait difficilement, puis il eut la gangrène par le coucher, et épuisé graduellement il mourut le treizième jour de sa maladie gardant jusqu'au dernier moment ses facultés intellectuelles. Pendant tout le temps de sa maladie le membre supérieur droit recouvra les mouvements, mais les membres inférieurs restèrent insensibles et immobiles et s'enflèrent aussi; le malade jusqu'au dernier moment de sa vie se plaignait d'avoir une grande oppression au thorax. — Dans cette histoire on découvre une maladie du cœur préexistante.

La cause principale du mal des plongeurs est certainement le travail du plongeur dans l'air pressé et dans son élévation brusque. Mais deux conditions sont nécessaires pour que la maladie se produise : le travail prolongé sous un air pressé à une grande profondeur, lorsque ceux qui travaillent dans la machine à presser, tâchent d'introduire plus d'air dans le scaphandre pour équilibrer la pression de l'eau, qu'ils se fatiguent excessivement, et qu'ils se remplacent toutes les cinq minutes; l'élévation brusque de l'air pressé produit de même la maladie, c'est-à-dire lorsque ceux qui travaillent dans la machine à presser ne diminuent pas graduellement les tours des roues pour que le degré de la pression diminue aussi, le plongeur montant peu à peu, pour qu'il respire graduellement un air moins pressé. On remarque dans la production du degré de la maladie une analogie avec la grande pression de l'air et l'élévation rapide de la pression, c'est-à-dire que, si la grande pression atmosphérique est élevée brusquement, il surviendra aussi un grand degré du mal des plongeurs ; mais si l'élévation de la pression n'est pas rapide, il surviendra un moindre degré.

*Des causes secondaires de la maladie* sont la pression inégale au fond de la mer de la moitié inférieure du corps du plongeur dans l'eau, et par la tunique du scaphandre, sa moitié supérieure étant plus libre par l'air pressé qui y est, et l'inclinaison incessante aux lombes du corps du plongeur qui se baisse pour ramasser les éponges.

En outre, la marche en sens inverse du courant de la mer du plongeur pour ramasser des éponges, pendant laquelle il sent une espèce de gêne, de l'étourdissement et un trouble de la vue, et ainsi il se prédispose au mal des plongeurs. Aussi les plongeurs prudents évitent-ils soigneusement d'aller contre le courant de la mer, et si, dans ce cas, ils rencontrent une grande quantité d'éponges, ils les pêchent en allant obliquement, et alors ils ne sentent rien.

C'est ce qui arriva pendant l'été de 1878 à deux plongeurs qui travaillaient près l'un de l'autre au fond de la mer et qui rencontrèrent une grande quantité d'éponges devant un courant fort de mer. L'un, plongeur ancien et prudent, se contentait de pêcher moins d'éponges en allant obliquement, et il n'eut rien; mais l'autre, Alexandre L..., d'Hermione, qui commençait alors pour la première fois l'ouvrage de plongeur, et par conséquent étant sans expérience et étourdi, il voulut, malgré les conseils de son associé, travailler, en allant contre le courant de la mer pendant longtemps, poussé par l'avidité de ramasser plus d'éponges; mais il sentit vite que ses forces commençaient à lui manquer, il eut de l'étourdissement, et ayant eu peur il fit signe qu'on le fît monter. Quand il fut monté et qu'on lui enleva le casque il était pâle et avait une tendance à la lipothymie; aussi le déshabilla-t-on immédiatement, et alors il dit qu'il ne pouvait pas remuer son membre supérieur droit et les deux membres inférieurs, et qu'il ne sentait pas les piqûres que ses compagnons lui faisaient dans ces parties, et il se plaignait d'avoir une forte douleur aux lombes. Pendant qu'il disait cela, il eut la lipothymie; ses camarades lui firent les frictions ordinaires, et il reprit ses sens quelques heures après. Se trouvant dans des lieux solitaires, ils n'eurent pas recours au médecin, mais ils lui prodiguèrent les soins ordinaires des plongeurs (boissons chaudes, frictions, etc.). Les fonctions de la vessie et du rectum ne tardèrent pas à revenir, la paralysie fut passagère; parce qu'elle se passa petit à petit dans quelques jours d'elle-même. Depuis lors ce plongeur se porte bien; mais ayant eu peur, il changea de profession.

*Causes prédisposant* à ce mal sont : 1° *l'état précédent du plongeur* ; c'est-à-dire que tous ceux des plongeurs par exemple, qui ont des maladies chroniques du cœur, des poumons, du foie, etc., sont facilement attaqués de la maladie des plongeurs. Ainsi je vis, il y a quelques années, un plongeur Kalymnien qui vint me consulter sur certains symptômes d'une maladie chronique du cœur qu'il avait ; il avait presque quarante ans : il mourut huit mois après de la maladie des plongeurs, pour avoir continué, malgré mon conseil, son ouvrage de plongeur ; 2° *l'âge du plongeur*, qui, plus il est jeune, plus il résiste à cette profession difficile ; cependant il y a des plongeurs qui continuent leur ouvrage même au delà de quarante ans de leur âge, ce qui est très dangereux ; 3° *l'abus du vin et la gloutonnerie*, et surtout lorsque les plongeurs entrent dans les scaphandres après avoir mangé et bu. Cependant on raconte qu'Emmanuel Karathanos, d'Hermione, qui est le plus laborieux et le plus hardi des plongeurs d'aujourd'hui, se plonge dans la mer avec le scaphandre en mangeant et en chantant, et il fait la pêche de l'éponge en nageant comme un poisson.

## CHAPITRE VI

### Durée. Marche. Terminaisons.

Les plongeurs continuent d'avoir les attaques du premier degré (léger) tant qu'ils ne quittent pas la profession de plongeur ; quand ils la quittent, au contraire, ils s'en guérissent avec le temps. — La durée du deuxième degré (paraplégie) est indéterminée, car quelques-uns de ceux qui s'en guérissent un an après, ne portent plus de trace de la maladie, mais d'autres portent les restes de l'attaque pendant bien des années ou bien pendant toute leur vie, ne pouvant pas se servir librement des membres inférieurs, et dans ceux qui meurent de la paraplégie, la mort survient d'ordinaire dans les premiers quatre mois. — La durée du troisième degré (hémorrhagie de la partie cervico-dorsale de la moelle épinière) ne dépasse pas les quatre jours. — Le quatrième degré (hémorrhagie du cerveau et de la moelle épinière) ne dure que quelques heures.

La *marche* du premier degré est chronique ; celle du second est tantôt chronique et tantôt aiguë, car la moitié de ceux qui sont attaqués de la paraplégie, se guérissent dans l'espace d'un an ; quant à l'autre moitié, les uns meurent et les autres portent pendant leur vie les traces de la paraplégie. J'en ai vu un attaqué de la paraplégie mourir le treizième jour de son attaque. — La marche du troisième degré est aiguë, car les malades meurent dans les premiers quatre jours ; mais celle du quatrième degré est très aiguë, parce que les malades meurent immédiatement ou après quelques heures. C'est pourquoi on peut, quand on apprend qu'un plongeur est mort après sa montée, déterminer par le temps pendant lequel la mort est survenue, le degré de la maladie, à savoir, si la mort est survenue immédiatement ou après quelques heures, l'attaque était due à une hémorrhagie du cerveau et de la moelle épinière ; si la mort est survenue dans les premiers quatre jours, l'attaque était due à une hémorrhagie de la partie cervico-dorsale de la moelle épinière ; et si le malade est mort après le dixième jour et dans la suite, l'attaque était une paraplégie.

La *terminaison* du premier degré est toujours bonne ; celle du deuxième est tantôt bonne, et tantôt mauvaise ; et celle du troisième et du quatrième degré est toujours mauvaise. —

Je regarde comme important de dire ici que ceux qui portent pendant longtemps les restes de la paraplégie, ne vont jamais de mal en pis, mais toujours de mieux en mieux, ou bien leur état est toujours le même.

## CHAPITRE VII

### Diagnostic. Pronostic. Traitement.

Le mal des plongeurs ne peut être comparé qu'à celui de l'hémorrhagie locale de la moelle épinière et du cerveau, qui ne dépend pas d'une lésion de la colonne vertébrale, et il n'en diffère que par la cause spéciale qui le provoque, c'est-à-dire le travail fait dans l'air pressé et l'élévation brusque de la pression. C'est donc une tension des vaisseaux, ou une hémorrhagie de la moelle épinière qui s'étend quelquefois jusqu'au cerveau, tandis que l'hémorrhagie du cerveau précède ordinairement celle de la moelle épinière qui n'a pas les mêmes causes que le mal des plongeurs.

Le *pronostic* du mal des plongeurs est toujours grave ; si ceux qui ont été affectés du degré léger, cessent de se plonger dans la mer, ils se débarrassent avec le temps de ses petites attaques ; mais s'ils continuent leur ouvrage de plongeur, ils se prédisposent à des affections plus graves; ceux qui ont eu les plus grands degrés du mal, ou meurent immédiatement ou après, de la gangrène par le coucher, etc., ou bien ils ne peuvent pendant bien des années et durant toute leur vie faire usage libre de leurs membres inférieurs ; peu ont eu le bonheur de se débarrasser complètement de leur mal.

Dans les premières années de l'introduction des machines

immersives, plusieurs plongeurs furent attaqués du mal et en moururent ; mais aujourd'hui le nombre de ceux qui en sont attaqués a beaucoup diminué, parce qu'on y fait attention et que l'immersion se fait d'après certaines règles. Au commencement, sur 70 plongeurs d'Hydra, il y en avait 6 à 8 qui étaient attaqués sérieusement chaque année, et il en mourait 2 à 4 ; mais dans l'année 1880 il n'en mourut qu'un dans le scaphandre de la rupture du tuyau portant l'air, et aucun ne fut affecté du mal des plongeurs ; dans l'année courante de 1881 il en mourut un de paraplégie et un autre d'une hémorrhagie de la partie cervico-dorsale de la moelle épinière (voir le *supplément*).

Le Roy de Méricourt dit que, dans l'excursion française faite pour la pêche de l'éponge dans l'archipel grec, sur 24 plongeurs périrent 10 ; mais nos plongeurs m'ont fait observer que dans cette excursion faite par les Français on se servit de plongeurs inexpérimentés, pris parmi les habitants des pays de l'archipel grec qui, non seulement n'étaient jamais entrés dans le scaphandre, mais ils ne connaissaient ni la qualité ni les espèces des éponges, aussi ramassèrent-ils même des éponges inutiles, et cette excursion manqua son but même sous le rapport commercial.

Beaucoup de plongeurs continuent sans cesse leur ouvrage depuis quinze ans, sans se laisser influencer par l'introduction des machines immersives. Ce sont les Hydriotes D. Lessarapis, Em. Toussas et Nic. Derlocas. Néanmoins Foley dit que ceux qui travaillent constamment dans l'air pressé, deviennent pâles et s'affaiblissent graduellement (1). D'abord ils sentent l'atonie tant qu'ils sont à l'air libre, puis dans le scaphandre même. J'ai remarqué moi-même que ceux qui

_______________

(1) *Du travail dans l'air comprimé*, étude, etc. Paris, 1863.

exercent depuis longtemps la profession de plongeur, deviennent peu à peu pâles et anémiques et sentent que leurs forces diminuent chaque jour.

*Traitement.* — Dans ce que j'ai dit précédemment, voulant donner tout d'abord une description complète des attaques principales et ordinaires des plongeurs (petites attaques, paraplégie), j'y ai parlé aussi de leur traitement ; je m'occuperai ici du traitement en général.

Le médecin n'est jamais présent quand le plongeur est attaqué du *grand degré* du mal ; dans ce cas, l'application du froid à la tête serait très utile ; mais les pêcheurs d'éponge ne le voudront jamais, d'après leurs idées sur le *refroidissement* du malade. L'expérience nous apprend qu'il faut suivre, quant au traitement, les mêmes règles que nous suivons dans les autres espèces des hémorrhagies du cerveau et de la moelle épinière : on arrête d'abord le progrès de l'hémorrhagie par l'application de ventouses scarifiées aux parties correspondantes de la colonne vertébrale, par les frictions irritantes aux membres supérieurs ou inférieurs et par les purgatifs (calomel), et on fait le cathétérisme tant qu'il en est besoin ; puis on donne l'iodure de potassium pour faire absorber le sang épanché ; on n'applique jamais de vésicatoires, pour éviter la gangrène ; ensuite on tâche de guérir les paralysies par le traitement tonique (quinquina, extrait de noix vomique, iodure de fer). Mais si, après quelques mois, le malade marche avec des béquilles sans pouvoir faire usage de ses membres inférieurs, on a recours aux cautères, qu'on applique aux lombes, et enfin on fait emploi de l'électricité, qui est utile appliquée comme dans les autres paralysies. Quant à la gangrène par le coucher et aux symptômes de la vessie, ils demandent leur traitement particulier.

Je rapporte en outre ici l'habitude qu'ont les pêcheurs

d'éponge de remettre les plongeurs attaqués dans les scaphandres sous l'air pressé, pensant que c'est ainsi que s'obtient la guérison, ce qui concorde avec ce que différents auteurs ont écrit sur ceux qui travaillent dans l'air comprimé,
et qui ont vu les hémorrhagies qui en surviennent, entre
autres Foley, lesquels ont donné le conseil de remettre les
malades sous l'air pressé, lorsque les congestions simples se
passent et que l'augmentation des ruptures des vaisseaux et
des foyers hémorrhagiques est gênée.

Enfin j'ajoute les *règles* que l'expérience a fait découvrir
aux pêcheurs d'éponge pour prévenir les malheurs des plongeurs, qu'ils suivent à la lettre, que la théorie confirme dans
leur plus grande partie, et que, par conséquent, il faut observer :

1° Les plongeurs tenant la corde de la *sonde* descendent
au fond de la mer, d'abord lentement, pour essayer la machine immersive et pour ne pas avoir de douleurs aux oreilles
et de bourdonnements, qui surviennent ordinairement dans
l'immersion rapide; ils commencent à descendre du petit
escalier composé de quatre marches et suspendu à la proue.

2° Les commençants descendent à de petites profondeurs
et pour peu de temps, s'habituant ainsi graduellement aux
plus grandes profondeurs.

3° Les plongeurs pêchent ordinairement l'éponge à une
profondeur de 15 brasses, ne demeurant pas plus de deux
heures au fond de la mer, et font trois ou quatre immersions
dans la journée.

4° A leur montée les plongeurs sont tirés en haut graduellement et petit à petit; ceux qui travaillent à la machine
à presser diminuent les tours des roues à mesure que le plongeur monte, jusqu'à ce que, quand on doit enlever le casque
au plongeur, ils cessent complètement de les tourner; au

contraire, lorsque le plongeur est à une grande profondeur,
ils accélèrent beaucoup les tours des roues, car plus la profondeur à laquelle descend le plongeur est grande, plus il
faut de force pour que l'air soit introduit dans le scaphandre
et pour que sa pression soit égale à celle de la colonne d'eau.

5° Les plongeurs sont choisis parmi les plus jeunes et les
plus robustes ; ils ne font pas abus des boissons, des mets, et
des plaisirs vénériens.

6° Quand ils sont montés, les plongeurs boivent quelque
chose de chaud, du vin, du rhum, etc.

7° Pour éviter les ruptures de la tunique immersive, les
plongeurs se mettent par dessus le pantalon large et commun
des Hydriotes attaché aux lombes.

8° Tous les samedis le plongeur prudent examine tout son
appareil immersif et surtout la machine à presser, dont il
prend soin d'enduire les pistons de moelle d'os de bœuf, et
change leur cuir, s'il est usé.

9° Avant d'entreprendre la grande excursion pour la pêche
de l'éponge, les plongeurs essaient, en se plongeant dans
les bas-fonds du lieu d'où ils partent, leur appareil immersif.

10° Les chefs prudents font bien attention au manomètre
qui leur indique aussi la profondeur où est le plongeur, et ils
préfèrent maintenant celles des machines à presser qui portent sur l'enveloppe supérieure une plaque de verre par laquelle on voit le disque du manomètre, afin que même lorsque la machine à presser est couverte par les flots, ils puis-
sent voir le manomètre. Cependant d'autres ôtent complètement le manomètre ; et ils font cela pour que ceux qui sont
dans le bateau, n'aient pas connaissance de la profondeur où
celui-ci se trouve et ne soient pas inquiets.

11° Ceux qui tiennent le tuyau portant l'air, font bien attention à ce qu'il ne se rompe pas. Je remarque ici que dans

ces dernières années la confection des tuyaux portant l'air a été tellement modifiée que la rupture survenant forme un petit trou facile à boucher et non pas, comme auparavant, une rupture oblongue. Le tuyau portant l'air se rompt ordinairement dans la partie qui est dans la mer, tandis que *a priori* il paraît que cette partie, étant pressée par l'eau, résisterait davantage à la tension de dedans de l'air pressé ; cependant les pêcheurs d'éponge prétendent que la plupart des ruptures arrivent dans la partie du tuyau qui est dans la mer ; probablement cela est dû à l'influence de l'eau de mer sur le tissu du tuyau. Les pêcheurs d'éponge craignent encore plus ces ruptures, attendu qu'elles amènent immédiatement la mort, tandis que, quand les ruptures ont lieu dans la partie du tuyau qui reste dans le bateau, ils les préviennent immédiatement et les bouchent, et ainsi, l'air ne sortant pas du tuyau, on a le temps de tirer en haut le plongeur sauf, ce que, malheureusement, on n'obtient pas toujours. — J'en rapporte ici une histoire.

P. T..., âgé de vingt-quatre ans, exerçant depuis deux ans la profession de plongeur, faisant des immersions près de l'île de Thassos au mois de juin de l'année 1880; le 13 de ce mois fit dans l'après-midi trois immersions à une profondeur de 17 brasses, et à la dernière il fit un grand saut, immédiatement indiqué par le manomètre, qui montra le 40° degré au lieu du précédent 35; par suite de ce saut la partie du tuyau portant l'air, qui était dans le bateau, se rompit, et le pilote s'empressa de boucher la rupture avec son *fesse* et de ses mains solides, et le plongeur fut tiré en haut à la hâte; mais ses collaborateurs remarquèrent qu'il n'avait pas eu la pensée de saisir la petite échelle qui était à la proue, et de monter; ils le firent donc monter sur le tillac, et après lui avoir ôté le casque, ils virent que sa tête était enflée et d'un bleu noirâtre; ils firent des scarifications avec le rasoir sur la nuque dont il ne sortit point de sang, et il lui firent les frictions fortes ordinaires; mais en vain, car la mort était déjà survenue dans le scaphandre.

9.

12° Le plongeur, avant d'entrer dans le scaphandre, examine le pressoir du casque(*barbara*)qui règle la sortie de l'air,
de peur qu'il n'y soit tombé quelque chose qui, empêchant
l'action libre du pressoir, donne passage à tout l'air qui s'y
introduit ; de la sorte il n'arrive pas, il est vrai, rien de fâcheux
au plongeur, mais les plombs , qui sont suspendus à la partie
antérieure et postérieure du *thorax*, tombent faute de tension
intérieure, et ainsi ils gênent le plongeur.

Ainsi le plongeur N. L..., m'a raconté que dans une immersion,
étant arrivé au fond, il remarqua que la moitié supérieure du scaphandre n'était pas tendu, comme d'habitude, par l'air pressé, et
que ses parois avec les plombs suspendus tombaient sur le thorax
du plongeur; ayant compris que tout l'air sortait du *trou* du casque,
il tâcha, par les mouvements obliques ordinaires de la tête sur le
pressoir, de régler la sortie de l'air; mais voyant que le pressoir ne
fonctionnait pas et qu'il commençait à sentir de la gêne, il fit signe
de le faire monter ; puis, le casque lui ayant été ôté, on trouva une
petite pierre entre les fils du pressoir qui empêchait ses mouvements;
ses collaborateurs remarquèrent qu'il était pâle; la petite pierre en-
levée il continua régulièrement ses immersions.

13° Tandis qu'il se prépare à l'immersion, le plongeur
tourne la partie du tuyau portant l'air, qui est attaché au casque, sur son dos et de là sous l'aisselle gauche, et alors il le
ramène vers les parties supérieures après l'avoir attaché légèrement au plomb de la partie antérieure du thorax. Ainsi,
d'un côté, on évite le détachement du bout du tuyau portant
l'air attaché au casque, qui peut arriver de sa grande tension
directe, ce qui amène immédiatement la mort ; et de l'autre, le
plongeur a devant ses mains cette partie du tuyau portant
l'air, et il peut en tirer en bas une partie, s'il veut descendre
plus bas, et s'entendre avec ceux qui sont dans le bateau sur
l'air qui lui est nécessaire ; ainsi en tirant le tuyau deux fois,

il demande l'augmentation de l'air, et s'il le tire une fois, il demande sa diminution.

14° Il faut que le plongeur marche lentement au fond de la mer et qu'il travaille avec courage et tranquillement, et alors son séjour dans le scaphandre est agréable ; mais s'il marche vite pour pêcher l'éponge, ou s'il s'intimide pensant au danger qu'il court, ou s'il travaille avec peine et contre le courant de l'eau, il lui survient une gêne et une dyspnée qui le forcent de demander qu'on le fasse monter, et qui le prédisposent à des congestions, et par conséquent à la maladie des plongeurs.

15° Le plongeur doit suivre une ligne dans ses mouvements au fond de la mer, d'après laquelle il faut reculer plutôt qu'avancer, en faisant attention surtout à ce que soit observé le parallélisme du tuyau portant l'air et de la corde à laquelle il est suspendu ; dans le cas contraire, il peut survenir le croisement de la corde et du tuyau pouvant non seulement gêner le passage libre de l'air, mais aussi jeter la confusion dans ses communications avec ceux qui sont dans le bateau. Ces croisements arrivent d'ordinaire lorsque le plongeur entre dans un navire submergé, etc.

16° Ordinairement le tuyau portant l'air qui est jeté dans la mer, est bien plus long que le fond où se trouve le plongeur ; on fait cela pour faciliter ses mouvements et pour que le bateau ne soit pas forcé de changer continuellement de place.

Les pêcheurs d'éponge pensent qu'en faisant cela ils ne font aucun mal au plongeur ; mais cela n'est vrai qu'à l'égard de l'influence de la colonne d'eau, tandis que souvent des malheurs accidentels sont survenus du relâchement de la partie du tuyau qui est dans la mer, par les irrégularités du fond, des fosses, etc, auxquelles il se frotta ; aussi les plongeurs sont-ils souvent forcés de demander la diminution de la partie du tuyau qui est dans la mer. Peut-être aussi ce long envoi de l'air n'est pas tout à fait sans danger pour le plongeur.

17° On adapte premièrement l'un des bouts du tuyau portant l'air à la machine à presser, on fait tourner les roues, et par là l'air y est conduit et chasse la poussière et les petits corps du tuyau portant l'air, puis on adapte l'autre bout au casque.

18° Le *guide* qui tient le tuyau portant l'air et la corde à laquelle le plongeur est suspendu, doit, aussitôt qu'il sent une secousse irrégulière ou une chute violente, ou un mouvement, ou un bruit, etc., tirer en haut le plongeur malgré lui, et de temps en temps faire au plongeur signe pour lui demander s'il se porte bien, et si le plongeur ne répond pas à son signe, le tirer en haut sans retard.

## SUPPLÉMENT

### 1. Histoires de plongeurs attaqués.

L'excursion pour la pêche de l'éponge de l'été de 1881 étant terminée et les pêcheurs d'éponge étant de retour, j'appris aussi d'autres malheurs des plongeurs, dont ayant rassemblé les histoires je pense qu'il est bon de les rapporter.— Il est à remarquer que, dans cette année, les attaques furent plus nombreuses que dans les dernières années : cela vient de ce que, dans le commerce, la demande de l'éponge est grande, et de ce que la pêche de l'éponge, répétée par les appareils immersifs dans les parages de la Méditerrannée jusqu'à 20 brasses de profondeur, a épuisé l'éponge; aussi les plongeurs sont-ils obligés de descendre à une profondeur de plus de 20 brasses pour trouver l'éponge, poussés à cela par le grand profit qu'ils en tirent (les plongeurs en recevant cinq fois plus que les autres), et n'observent pas leurs conventions avec leurs chefs, qui sont d'accord en cela avec eux.

**Histoire 1.**—*Parésie avec cystite.*— Le nommé A.L..., de Chio, marié à Hydra, âgé de vingt-trois ans, très étourdi et hardi, exerçant depuis trois ans la profession de plongeur, se plongeait dans la mer avec le scaphandre près de l'île de Cythère jusqu'au 7 du mois de juillet dernier, lorsque s'étant plongé à une profondeur d'environ 24 brasses, il se sentit à sa montée, quand on lui enleva le casque, d'abord bien portant, mais après un quart d'heure il eut premièrement le vertige; il

voyait tout ce qui était autour de lui et parlait, mais il n'entendait pas : puis il perdit complètement les sens pendant deux
heures, et quand il en fut revenu par les frictions ordinaires,
il dit qu'il lui sembla avoir reçu comme un coup de poignard
à la colonne vertébrale, qu'il sentait de petites douleurs et des
engourdissements aux membres supérieurs, qu'il avait une
diminution du mouvement, et qu'il avait perdu la sensibilité,
aux membres inférieurs ; il pouvait remuer dans sa couche
avec beaucoup de difficulté les grands doigts des pieds et
faire de petits mouvements avec ses membres inférieurs,
mais il ne pouvait point se tenir sur pieds. Il y eut rétention
de l'urine, aussi eut-il recours à un médecin qui le sonda
pendant cinq jours, lorsque l'urine commença à sortir normalement, et en même temps on lui donna un purgatif pour
dégager le ventre, et après il prit un bain irritant. Son état
s'améliorant graduellement, ses membres supérieurs en re-
vinrent après quatre jours, et après neuf jours il commença
à se tenir debout, et dix-sept jours après il entra de nouveau
dans le scaphandre aidé par ses camarades, parce qu'il ne
pouvait plus se tenir sur pieds librement, et il continua de
faire des immersions jusqu'au 20 du mois d'août dernier,
lorsqu'il revint à Hydra pour me consulter.

Il me raconta, outre tout ce que je viens de dire, qu'à sa
première immersion, aussitôt après son attaque, dont nous
venons de parler, il se sentit très bien portant dans le scaphandre, et qu'il marchait librement au fond de la mer sans
sentir aux membres inférieurs ni engourdissement ni aucune
difficulté dans ses mouvements, tandis qu'après être monté,
il ne pouvait pas marcher dans le bateau, mais il sentait de
nouveau ses membres inférieurs engourdis et lourds ; néanmoins, continuant ses immersions, il se sentait mieux de jour
en jour, et il commença aussi à marcher hors du scaphandre

à l'aide d'un bâton, jusqu'au jour où il arriva à Hydra, où il quitta aussi le bâton.

L'ayant examiné, je trouvai que la sensibilité de la moitié inférieure du corps avait disparu, et qu'on pouvait lui en arracher le poil sans qu'il éprouvât aucune douleur ; il sentait légèrement les piqûres de l'aiguille seulement dans quelques parties, tandis que les autres étaient insensibles ; il sentait seulement à fond la pression que je lui faisais de la main. La motilité s'était rétablie aux membres inférieurs ; il disait qu'en marchant sans bâton il chancelait quelquefois, qu'il était qu'il montait facilement dans les lieux montants, mais qu'il avait de la peine à descendre, et qu'il avait les pieds faibles. Il avait eu en outre une légère cystite, car, à ce qu'il m'a dit, il avait eu des douleurs à l'hypogastre et que du mucus sortait en abondance avec l'urine, dont il porte encore aujourd'hui les restes. Maintenant il urine normalement, mais il est forcé d'uriner souvent, en étant averti d'avance par une chaleur forte qu'il sent au cou de la vessie sans sentir l'urine passer par l'urèthre. Les évacuations se font d'elles-mêmes, mais il ne les sent guère, et souvent ses évacuations sont involontaires, mais toujours il sent avant toute évacuation une espèce de chaleur à l'anus. Les érections ont lieu avec difficulté et le coït s'effectue avec peine, et il a pour résultat de rendre lourds les membres inférieurs, et la sortie du sperme est lente et forcée et n'est accompagnée d'aucune jouissance.

Je lui prescris de prendre l'extrait de noix vomique pour la parésie des membres inférieurs, et les balsamiques et les résineux pour la cystite : puis je fis usage aussi de l'électricité. Par ce traitement et les soins convenables de sa famille son état s'améliora beaucoup, et non seulement les mouvements devinrent plus vifs et plus fermes, mais la sensibilité aussi revint sur la majeure partie de la surface des membres inférieurs. Il se prépare maintenant à faire de nouvelles immersions espérant par là de se rétablir complètement. Comme il me disait souvent que ses membres inférieurs étaient froids, je fis des observations thermométriques en comparant la température de l'aisselle avec celle de la région de l'aine et du jarret, mais je ne trouvai aucune différence.

**Histoire 2**. — *Paraplégie avec cystite grave.* — S. L...,
d'Hydra, âgé de vingt-trois ans, exerçant la profession de plongeur depuis trois ans, robuste et vif, se plongeait dans la mer avec le scaphandre près de Methône (Péloponnèse) au commencement du mois d'août dernier. La veille de son attaque il avait senti, en faisant une immersion à une profondeur de 16 brasses, des douleurs fortes à la nuque, et fut engagé par ses compagnons à interrompre pendant quelques jours ses immersions; mais lui se plongea deux fois dans la mer à une profondeur de plus de 20 brasses, le 4 du mois d'août dernier; à sa dernière immersion, ayant vu qu'il n'y avait pas assez d'éponges dans ce fond, il fit signe, huit minutes après, de le faire monter pour que le bateau changeât de place; il monta régulièrement, on lui enleva le casque, il fuma et il se préparait à faire une nouvelle immersion, lorsque environ une demi-heure après sa montée, il commença tout à coup à sentir une grande démangeaison sur toute la surface du corps, et peu de temps après, des douleurs et des contractions au membre supérieur droit, et pendant qu'il disait cela, il sentit une grande douleur à la région précordiale, eut le vertige, perdit les sens, et le teint de son visage devint pâle. On le déshabilla vite et on lui fit des frictions, à l'aide desquelles il reprit ses sens une demi-heure après; il ouvrit premièrement les yeux, puis, les frictions continuant de se faire, il commença à parler, en se plaignant

d'avoir de fortes douleurs aux vertèbres dorsales et aux lombes ; les membres supérieurs avaient eu la parésie, et le malade sentait une pression à la partie antérieure du thorax. Les membres inférieurs avaient perdu complètement la sensibilité et la motilité.

Il y eut rétention de l'urine, aussi vingt-quatre heures après l'attaque allèrent-ils à Methône chez un médecin, qui sonda le malade immédiatement et qui lui faisait le cathétérisme chaque jour, en lui donnant aussi un purgatif pour lui dégager le ventre. Le troisième jour après l'attaque le malade avait encore un peu d'étourdissement et l'ouïe dure, mais il n'avait pas l'oppression au thorax ; des ventouses scarifiées ne lui furent pas appliquées à la colonne vertébrale, mais ses compagnons y avaient souvent appliqué d'eux-mêmes des ventouses sèches ; puis on donna au malade une dose de calomel, et le quatrième jour il prit un bain général, chaud, sinapisé, ce qui fit du bien au malade, car ses membres supérieurs recouvrèrent, après, la sensibilité et la motilité, et le malade dit que dans les membres inférieurs il lui survint une amélioration passagère. Il garda l'appétit dans les premiers jours, et eut un peu de toux ; mais dans la suite survinrent des frissons avec de la fièvre et des sueurs abondantes, des douleurs à l'hypogastre, et le cathétérisme devint douloureux et il était accompagné de sang ; la soif et l'appétit étaient insatiables, et le médecin qui le traitait fut obligé de faire usage contre la fièvre, entre autres, du sulfate de quinine. Le septième jour de l'attaque le malade sentit une grande gêne, des douleurs dans tout son corps, il avait une grande fièvre, le délire et la dyspnée, et le matin du jour suivant tout son corps fut couvert de sueurs froides, le pouls baissa, ses forces le quittèrent, et le malade mourut dans un grand épuisement. La gangrène par le coucher avait déjà commencé à paraître dans la région du sacrum, la peau y étant ulcérée.

**Histoire 3.** — *Hémorrhagie de la partie cervico-dorsale de la moelle épinière.* — Th. F..., de Syra, demeurant à Hydra depuis longtemps, âgé de trente ans, exerçant depuis deux ans la profession de plongeur et ayant eu plusieurs fois ce qu'on appelle les *petites attaques*, se plongeait dernièrement dans la mer avec le scaphandre dans les parages de l'Afrique, jusqu'au 21 du mois de juillet dernier, dans lequel jour il avait fait quatre immersions depuis le matin jusqu'à dix heures avant midi à une profondeur d'environ 17 brasses. A sa dernière immersion, il resta au fond de la mer un quart d'heure, et, ayant rempli son sac ordinaire d'éponges, il fit signe de le faire monter ; le casque lui ayant été enlevé, il fuma tranquillement et il se préparait à une nouvelle immersion, lorsque tout à coup, environ vingt minutes après, il dit que « sa tête et tout son corps avaient été pris, » et en disant cela il perdit les sens. Ses camarades le déshabillèrent et lui firent les frictions ordinaires ; une heure après, en étant revenu, il dit qu'il avait un grand poids au thorax, et que ses membres supérieurs étaient très engourdis ; il les remuait un peu sans pouvoir les lever, mais les membres inférieurs perdirent la sensibilité et la motilité, et les membres supérieurs perdirent ensuite peu à peu complètement la motilité ; l'oppression au thorax augmenta, et le malade décéda dans la matinée du jour suivant, gardant jusqu'au dernier moment ses facultés intellectuelles et chargeant ses compagnons de ses dernières volontés.

**Histoire 4.** — *Hémorrhagie cérébro-spinale.* — Th. G..., d'Hydra, âgé de vingt-deux ans, s'étant adonné l'été dernier pour la première fois à la profession de plongeur, faisait des immersions avec le scaphandre près de Cythère à une profondeur de moins de 20 brasses. Dix jours avant sa dernière attaque, étant monté de la mer d'une immersion qu'il avait faite, sentit des douleurs fortes à la nuque et interrompit ses immersions. Le 7 du mois de juillet dernier il les reprit, se plongeant plusieurs fois dans la mer ce jour-là; ayant fait sa dernière immersion à trois heures de l'après-midi à une profondeur de 18 brasses, il monta de lui-même et mit le pied sur la petite échelle de la proue; après l'enlèvement de son casque et des plombs du thorax, il dit d'abord qu'il se sentait bien, il fuma et il se préparait à une nouvelle immersion, lorsque tout à coup, un quart d'heure après, il se plaignit d'avoir une très forte douleur à l'œil gauche, et il demandait à ses compagnons si ses yeux étaient rouges; pendant qu'il disait cela, il eut le vertige, devint pâle, perdit les sens, et en même temps de l'écume sortait de sa bouche. Ses compagnons, l'ayant déshabillé, tâchèrent d'abord de lui ouvrir la bouche de force pour lui donner à avaler de l'huile, comme d'habitude, afin de provoquer le vomissement qu'ils considèrent comme utile; mais n'y parvenant pas, ils lui firent les frictions ordinaires avec du vinaigre chaud. Le malade parla trois heures après, en disant qu'il avait des douleurs dans tout son corps et en priant ses compagnons de continuer les frictions; pendant qu'il disait cela il tomba dans le coma dont il ne revint plus; de temps en temps il prononçait quelques mots incohérents; quelquefois il remuait un peu seulement les membres supérieurs, et avait la dyspnée depuis le commencement de l'attaque jusqu'à la fin de sa vie. Ses camarades lui appliquèrent cinquante-cinq ventouses sèches le long de la colonne vertébrale, que le malade, par de petits mouvements, montrait qu'il sentait. Puis toute sa tête se gonfla, prit une couleur bleu noirâtre, ses lèvres et ses paupières s'enflèrent aussi, et la mort vint environ vingt-quatre heures après son attaque.

**Histoire 5.** — *Mort par syncope.* — D. T..., d'Hydra, âgé de trente-six ans, exerçant la profession de plongeur depuis quatre ans et ayant eu l'année dernière les *petites attaques*, se plongeait dans la mer avec le scaphandre depuis le mois de mai dernier dans les parages de l'Afrique. Le 27 du mois de juin dernier, s'étant plongé dans la mer à une profondeur d'environ 15 brasses, eut une parésie des membres inférieurs, sans avoir la rétention de l'urine ; aussi interrompit-il ses immersions pendant quinze jours, durant lesquels ses membres inférieurs commencèrent à se mouvoir librement sans aucun traitement. Aussitôt qu'il sentit qu'il pouvait se plonger dans la mer, il commença de faire une immersion chaque jour, pensant qu'il s'en guérirait, et il passait le reste de la journée à faire de la gymnastique dans un îlot désert, vu que les nôtres craignaient d'approcher des autres rivages de peur d'être maltraités par les indigènes de l'Afrique. Ayant ainsi recouvré ses forces, il se mit à exercer de nouveau régulièrement sa profession de plongeur jusqu'au 28 du mois de juillet dernier, lorsque, s'étant plongé dans la mer quatre fois ce jour-là à une profondeur de plus de 17 brasses, et après avoir demeuré à sa dernière immersion dans le fond de la mer pendant une demi-heure, il monta de lui-même par la petite échelle de la proue ; quand on lui enleva le casque, il dit qu'il se portait bien, et demanda qu'on le déshabillât, parce qu'il était midi et que la série de ses immersions était finie ce jour là.

Mais après avoir déposé la tunique immersive, il sentit des douleurs et des engourdissements aux membres supérieurs et inférieurs, qu'il remuait difficilement, sans avoir de l'étourdissement ; aussi ses compagnons lui firent-ils immédiatement les frictions ordinaires avec du vinaigre chaud. Le malade ne perdit point les sens, mais il parlait bien pendant quelques minutes encore avant sa mort ; il n'eut aucune hémorrhagie extérieure, mais il avait seulement beaucoup de taches livides au thorax ; ses membres supérieurs et inférieurs ne cessèrent pas de se remuer jusqu'à la fin. Il se plaignait d'avoir une gêne au thorax et une oppression à la région précordiale, mais il ne semblait pas avoir la dyspnée. Ses compagnons continuèrent de lui faire les frictions jusqu'à minuit, et avaient de l'espoir en voyant que sa tête n'était pas gonflée et que ses membres se remuaient, quoique avec une certaine difficulté. Mais tout à coup le malade fit un mouvement forcé de tout son corps pour embrasser son beau-frère, qui était assis près de lui, et ainsi il expira immédiatement, le bras droit tendu.

Cette mort ressemble à celles que décrit Regnard (Voir l'*Anatomie pathologique*), et qui surviennent du développement *des gaz du sang* dans les vaisseaux, par suite de l'élévation brusque de la pression atmosphérique, lesquels provoquent l'embolie dans les grands vaisseaux et en outre ils entrent dans le cœur droit, et ainsi amènent la mort subite par la syncope (*asystolie*). Cette mort doit avoir lieu souvent quand le plongeur attaqué meurt immédiatement, et les opinions de Regnard doivent être vraies.

La tête du malade ne fut pas enflée et ne devint pas bleu noirâtre, les lèvres et les paupières ne s'enflèrent pas, comme il arrive dans les hémorrhagies pareilles cérébro-spinales, mais la figure devint pâle et ses traits ne changèrent pas.

**Enfin** nous rapportons ici que le plongeur E. K....., cité au chapitre de la *Pathogénie et étiologie* comme ayant eu des hémoptysies, mourut aussi le 27 du mois de septembre dernier pendant qu'il se plongeait dans la mer le long de l'île d'Amorgos à une profondeur d'environ 22 brasses, à la suite d'une hémorrhagie cérébro-spinale. Il en fut attaqué à dix heures du matin et mourut le même jour à trois heures de l'après-midi.

---

## 2. Vers nématoïdes (Filaire de Médine) chez les pêcheurs d'éponges.

Il y a deux ans et demi, beaucoup de petits bateaux d'Hydra et de Kalymnos, faisant la pêche de l'éponge, se mirent aux ordres du chef Ch. B..., qui dirigeait un grand navire, et se transportèrent aux parages de l'Afrique. Après y avoir travaillé pendant six mois, ils épuisèrent leur eau et furent forcés de faire usage de l'eau des puits qui sont dans les parages de la *Bengaye*, ce que les pêcheurs d'éponge évitent, parce qu'ils pensent que l'eau de ces puits contient des vers qui entrent dans le corps humain. Il y avait aussi parmi ceux qui formaient les équipages, les trois Hydriotes suivants qui, ayant bu de l'eau de ces puits, eurent des vers filiformes.

Le nommé M.T..., âgé de vingt ans, étant de retour d'une excursion faite pour pêcher l'éponge et étant bien portant, s'embarqua de suite sur un navire de commerce et fit le voyage de Marseille ; de là il retourna au Pirée trois mois après. Comme, dans la traversée, il lui sembla qu'ayant foulé de ses pieds un grand morceau de charbon de terre il avait eu une inflammation à l'astragale du pied gauche, il retourna chez lui pour se faire soigner. Ayant été appelé pour le visiter, je trouvai près de l'astragale du pied gauche une petite tumeur ayant la grandeur d'une noix, très douloureuse et

qui montrait une fluctuation manifeste. J'ordonnai qu'on lui
mît des cataplasmes, et après quelques jours, la tumeur s'ouvrit d'elle-même ; le malade vit avec étonnement sortir d'un
petit trou de la tumeur, ayant la grandeur de la tête d'une
épingle, « *un ver* filiforme, » à ce qu'il disait, d'une longueur
de 30 à 40 centimètres, qui se remuait.

En voyant cela, je reconnus le *dragonneau de Médine* (Fi-
laire). Aussitôt qu'il en sortit, les douleurs cessèrent. Peu de
jours après, parut aussi un peu plus haut à la jambe une
autre tumeur, du trou de laquelle sortit un autre ver, et puis
se présenta une autre tumeur plus haut, et encore cinq autres jusqu'au tiers supérieur de la cuisse ; de toutes ces tumeurs sortirent de ces vers, dont quelques-uns étaient entiers, et d'autres sortirent par morceaux. Quand ces tumeurs
se furent cicatrisées, parurent aussi deux autres au pied
droit près de l'astragale, dont sortirent de semblables vers
filiformes. Il fallut dix mois pour que toutes ces tumeurs se
formassent et que leur inflammation survînt, durant lesquels
le malade avait des douleurs aiguës et l'atonie ; aussi je fus
forcé de lui donner les toniques, etc., et par ces moyens il
se rétablit complètement, et il continue à présent de faire
son ouvrage de marin.

P. G..., âgé de trente-quatre ans, avant de partir des parages de l'Afrique, vit se former à la région de l'aine droite une
tumeur de la grandeur d'une noix, de laquelle sortit par morceaux un ver d'une longueur de 50 centimètres ; puis, une
autre tumeur se forma vers le scrotum, de laquelle sortit un
autre ver qui se remuait, d'une longueur l'environ 65 centimètres ; quelque temps après, trois autres tumeurs se présentèrent sur la surface antérieure du pied droit, de laquelle
sortirent trois autres vers de la même longueur ; enfin, une
autre tumeur se présenta, quelque temps après, sur la jambe

gauche, de laquelle sortit un autre ver de la même nature. Il fallut six mois pour que toutes ces tumeurs se formassent, pendant lesquels le malade avait une grande fièvre, des délires, l'atonie et une grande anorexie. S'en étant guéri, il avait de la peine à allonger la jambe.

Le nommé A. G..., âgé de vingt-huit ans, dans sa traversée de l'Afrique en Grèce, vit que deux tumeurs, ayant la grandeur d'une noix, s'étaient formées sur la jambe gauche, et une autre sur la jambe droite, desquelles trois vers filiformes sortirent, d'une longueur de 40 centimètres. Il fallut cinq mois pour que toutes ces tumeurs se formassent et que leur inflammation survînt, après lesquels le malade eut une grande faiblesse persistante.

Ces trois malades me racontèrent que presque tous les équipages avaient eu ces vers, et surtout les Kalymniens dont 70 en tombèrent malades, et des autres, les uns les eurent dans la traversée de l'Afrique en Grèce et les autres à leur arrivée en Grèce. Ils remarquèrent que les tumeurs dont les vers étaient sortis de suite entiers, s'étaient vite cicatrisées, tandis que celles dont les vers étaient sortis par morceaux, avaient tardé à se cicatriser, et que souvent elles avaient eu un aspect difforme et produit de très fortes douleurs. En général, je remarque que tous ceux qui avaient été attaqués, étaient très faibles, et qu'ils ont pendant longtemps des contractions aux membres inférieurs. Avant que la tumeur se formât, le malade sentait, à l'endroit où elle devait se présenter, une démangeaison à laquelle succédait une petite rougeur et puis la tumeur.

Les indigènes de l'Afrique conseillèrent aux nôtres le traitement suivant : ils leur donnèrent à prendre à l'intérieur une herbe, que je n'ai pas vue, et ils appliquaient à ces tumeurs des cataplasmes de la même herbe; quand ces tumeurs commençaient à s'ouvrir, ils prenaient un petit morceau de plomb suspendu à un fil et l'attachaient au bout du ver sortant, afin que le ver fût graduellement tiré par le poids du plomb. — De ces trois malades dont je viens de parler, les deux derniers furent soumis à ce traitement, mais ils éprouvèrent de plus grandes douleurs et eurent un plus grand affaiblissement dans la suite, que le premier malade qui avait été guéri à Hydra seulement par le repos, les cataplasmes sur les tumeurs, la bonne nourriture et les remèdes toniques.

Tout ce que nous venons de dire confirme ce qu'on sait déjà sur ces vers, à savoir que le ver filiforme de Médine se présente à des intervalles différents de temps dans le même malade, de préférence aux membres inférieurs, et qu'à la chute du ver il reste aux malades une atonie générale.

Cette dissertation *sur les maladies des plongeurs* se publie aussi en même temps en grec dans le *Galien* d'Athènes. J. T.

On peut trouver en outre quelques notions sur l'île d'Hydra dans le dictionnaire de M. Dechambre, article *Grèce*. N. P.

# TABLE DES MATIÈRES

---

## L'ÎLE D'HYDRA (GRÈCE) AU POINT DE VUE MÉDICAL

---

### PREMIÈRE PARTIE

#### CHAPITRE PREMIER



#### CHAPITRE II



#### CHAPITRE III



### DEUXIÈME PARTIE



#### CHAPITRE PREMIER

## CHAPITRE II



## CHAPITRE III



## CHAPITRE IV



## CHAPITRE V



## CHAPITRE VI



## CHAPITRE VII



## TROISIÈME PARTIE



## SECTION PREMIÈRE

### CHAPITRE PREMIER



## SECTION DEUXIÈME

### CHAPITRE II

# SECTION TROISIÈME

## CHAPITRE III



## CHAPITRE IV



## CHAPITRE V



## CHAPITRE VI



## CHAPITRE VII